秦伯未医学丛书

治疗新律 药性提要

秦伯未 ◎ 著

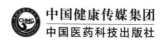

中国健康传媒集团
中国医药科技出版社

内 容 提 要

　　本书为秦伯未《治疗新律》和《药性提要》合集。《治疗新律》是秦老根据自身丰富的经验，对中医临床治疗规律进行总结，化为十三纲律；《药性提要》是秦老精选临床常用药物，以简要的语言概述其主治、性味、用量，便于学习记忆。本书适合中医临床医生和中医药院校在校学生，以及中医爱好者阅读参考。

图书在版编目（CIP）数据

　　治疗新律　药性提要 / 秦伯未著 . — 北京：中国医药科技出版社，
2021.11（2024.9重印）（秦伯未医学丛书）
　　ISBN 978–7–5214–2694–6

　　Ⅰ . ①治…　Ⅱ . ①秦…　Ⅲ . ①中医疗法 ②中药性味　Ⅳ . ① R242 ② R285.1

　　中国版本图书馆 CIP 数据核字（2021）第 185096 号

美术编辑　　陈君杞
版式设计　　也　在

出版　**中国健康传媒集团** | 中国医药科技出版社
地址　北京市海淀区文慧园北路甲 22 号
邮编　100082
电话　发行：010-62227427　　邮购：010-62236938
网址　www.cmstp.com
规格　710 × 1000 mm $^1/_{16}$
印张　6 $^1/_4$
字数　64 千字
版次　2021 年 11 月第 1 版
印次　2024 年 9 月第 2 次印刷
印刷　北京侨友印刷有限公司
经销　全国各地新华书店
书号　ISBN 978-7-5214-2694-6
定价　**20.00 元**

获取新书信息、投稿、为图书纠错，请扫码联系我们。

版权所有　盗版必究
举报电话：010-62228771
本社图书如存在印装质量问题请与本社联系调换

《秦伯未医学丛书》
编 委 会

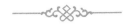

著 秦伯未

辑 吴大真　王凤岐　王　雷　秦　棘

　　秦　淼　王　雪　范志霞

工作人员（按姓氏笔画排序）

丁志远　于　欣　马石征　王　雪

王　敏　王　雷　王凤岐　王丽丽

王晓曼　王博岩　孙增坤　杜　欣

李　宁　李　顺　李书辉　李剑颖

杨奇君　杨建宇　杨艳卓　吴大真

吴晓川　邱　浩　宋世昌　张　霆

张芳芳　陈丽云　范志霞　金芬芳

周毅萍　胡　蓉　秦　棘　秦　淼

郭新宇　谢静文

一

一九七〇年元月二十七日晚上八时，在北京东直门医院内
科病房，一位头发苍白、骨瘦如柴、面色憔悴、生命垂危的老
人，低微而深沉地说："人总是要死的，死也不怕，但未能把我
对中医学习的得失经验全部留给后人，这是我终生的遗憾，希
望你们……"老人的话音渐渐地消失，两目圆睁，心脏停止了
跳动，含着无限的遗憾与世长辞。他，就是一代名医秦伯未，
近代中医学史上的一颗璀璨的明星。

秦老曾任原卫生部中医顾问、北京中医学院（现北京中医
药大学）院务委员会常务委员、中华医学会副会长、国家科委
中药组组员、药典编辑委员会委员、农工民主党中央委员等职
务，先后担任全国第二、三、四届政协委员。

秦老一生致力于中医事业，对中医学有精湛的造诣，为继
承与发展中医学含辛茹苦，为培养和造就中医人才呕心沥血。
他学识渊博，经验丰富，尤其擅长写作，在中医学近代史上留
下了许多宝贵的著述，从早年集清代二十余名家之《清代名医

医案精华》问世，到晚年医理精深的《谦斋医学讲稿》出版，共著书立说达六十余部，计千万字之巨。这些作品，既有继承前人余绪，又有发明古义，昭示后人；既有别出心裁之理论，又有实践依据之心得。在许多报纸杂志上还发表了大量的医文、史话、诗词、歌赋，甚至连《健康报》副刊上的《医林》《诊余闲话》等专栏名称，都出于他的建议。

二

秦老名之济，字伯未，号谦斋。生于一九〇一年农历六月初六日辰时，上海市上海县陈行镇（又名陈家行）人。

秦老因生于农历六月，正值江南仲夏，荷花盛开，故他一生酷爱荷花。曾著有许多吟荷颂荷的诗画作品，常以荷花的"出污泥而不染，一身洁净"自勉。他常告诫我们："做人要有人格，看病要有医德，贫莫贫于无才，贱莫贱于无志，缺此不可为良医。"他在《五十言怀》中写道："双梓婆娑认故乡，盈怀冰炭数回肠；已无亲养输财尽，尚有人来乞要忙。远世渐顽疑木石，齐民乏术课蚕桑；休论魏晋纷纭劫，空苣先庐锁夕阳。"一九八一年元月第九次再版的《中医入门》，即以淡雅的荷花为封面，意示对秦老的深切怀念。

一九六九年，秦老以风烛之年，抱病之身，孤独一人度过了在人世间的最后一个生日，在鼓楼大街首都照相馆留下了最后一张照片，所幸被保存下来。在照片的背面写着：一九六九年七月廿九日即农历己酉六月既望摄于鼓楼，谦斋时年六十有九。

三

秦老祖父笛桥，名乃歌，号又词，工诗辞古文，谦擅六法，以余事攻医，活人甚众，声誉颇隆。著有《读内经图》《玉瓶花馆丛稿》《俞曲园医学笔记》等。《清代名医医案精华》中的第十四家，即记其医案三十一篇。秦老父亲锡祺和伯父锡田，均精儒通医。秦老出此门庭，耳濡目染，影响所及，髫龄即读医书，《医学三字经》《药性赋》《脉诀》等启蒙书早已诵熟。并自幼酷爱文学，凡经史子集无所不览。及长就读于上海第三中学。一九一九年进入名医丁甘仁创办的上海中医专门学校深造，他勤奋学习，刻苦自励，每夜攻读，黄卷青灯，不敢稍懈，夜以继日，寒暑不辍，当时已蜚声校内，一九二三年以第二届第一名毕业。有道是"书山有路勤为径，学海无涯苦作舟"，自此奠定了他老人家一生从事中医事业的基础。他在中医领域内博览群书，考诸家之得失，排众说之纷纭，而尤致力于《内经》《难经》《伤寒论》《金匮要略》等经典著作，常以此四本书比为四子书（《论语》《孟子》《大学》《中庸》），他说："读书人不可不读四子书，中医不可不学《内》《难》、仲景之说，要学有渊源，根深蒂固，才不致成为头痛医头、脚痛医脚的医生。"他还说："不但要熟读、背熟，还要边读边记，勤于积累，积累的形式则宜灵活，要善于比较、鉴别、分类、归纳。"如上海中医书局一九二八年出版的《读内经记》及一九二九年出版的《内经类证》，即是秦老在多年大量的读书笔记基础上编著而成的。

秦老至晚年，仍时以深厚的感情回忆当年丁老先生的教诲，他常说："初学于丁师门下，丁老首先要求背诵《古文观止》中的二百二十篇文章，每天背一篇，天天如此，尤其是诸葛亮的《出师表》、陶渊明的《桃花源记》、苏轼的《前赤壁赋》与《后赤壁赋》等更是要求背得滚瓜烂熟，一气呵成，当时觉得乏味，却不料古文程度与日俱增，从此博览群书亦觉易也。"所以秦老也希望我们多学文史知识，努力提高文学修养，才能信步漫游于浩如烟海的书林之中。他曾说："专一地研讨医学可以掘出运河，而整个文学修养的提高，则有助于酿成江海。"

名师门下出高徒，与秦老同学者有程门雪、章次公、黄文东等，都成为中医学近代史上的耆宿。中华人民共和国成立前，人称秦伯未、程门雪、章次公为上海医界三杰。程老精《伤寒》之学，又推崇叶桂；章老善于本草，自有独到见解；秦老精于《内经》，有"秦内经"之美誉。

秦老又被誉为诗、词、书、画、金、石、医、药八绝。他早年即加入柳亚子创立的南社，有"南社提名最少年"句，三十岁时，有《秦伯未诗词集》，四十岁时增订补辑为《谦斋诗词集》七卷，凡三百四十又四首。此时大都为览物生感、寄情托意之作，如"人来佳处花为壁，风满东湖绿上亭""千丝新雨碧，一水夕阳深"等句，其长诗功力也深。秦老其书法赵之谦，比较工整，蝇头小楷浑匀流丽，非常可爱，行草不多，隶书推崇杨藐翁，原上海城隍庙大殿上的一副对联即他早年墨迹，笔力精神，跃然可见。绘画也颇见功力，善画梅、兰、竹、菊、荷，20世纪50年代，曾以周总理喜爱的梅、兰、海棠为题，画扇面相赠，不但得到周总理的称赞，而且周总理还以题词回赠，可惜这些珍品也在"文革"中被毁。其对金石铁笔也十分喜爱，20世纪30年代著有《谦斋自刻印》一卷，因是家藏版，流传不多。

秦老出师后，即悬壶诊病，同时在中医专门学校执教，一九二四年任江苏中医联合会编辑，后又创办新中医社，主编《中医世界》，一九二八年与杭州王一仁、苏州王慎轩等创办上海中国医学院于上海闸北老靶子路，初期自任教务，倾心治学，勤于著述，工作常无暇日，读书必至更深。教授方法是基础课先上大课，课后作业，亲自批改讲评，对语文基础差的另请语文教师补课。三年后，转入随师临诊，每晚集中讲授白天所诊病例，或提问学生，或组织讨论，并布置医案作业，批改后相互传阅，最后汇编成册，名曰《秦氏同门集》，与各地交流。其心血之倾注，非同一般，曾有句云："拼将热血勤浇灌，期卜他年一片红。"二十年间，培养学生不下五六千之众。一九三〇年秦氏同学会出版的《国医讲义》（包括《生理学》《药物学》《诊断学》《内科学》《妇科学》《幼科学》等六种）和上海中医书局出版的《实用中医学》（包括生理学、病理学、诊断学、药物学、处方学、治疗学、内科学、妇科学、外科学、幼科学、五官科学、花柳科学等十二个学科），就是在反复修改的教案及讲稿的基础上产生的。

一九三〇年于上海创办中医指导社，先后参加者不下千余人，来自全国各地，间有少数华侨。每月出版一期刊物，交流学术论著和临床经验，以及医学问题之解答，实为中医函授之先河，对推广中医起了相当大的作用。

一九三八年创办中医疗养院于上海连云路，又于沪西设立分院，任院长。病床百数十张，设有内、外、骨伤、妇、幼各科。并出版《中医疗养专刊》，深得医者及病家信仰。

秦老常以《礼记·学记》中的"学然后知不足，教然后知困"这句话来概括学与教之间的关系。他说许多不解之题是在同学提问的启发下，才得到解决的。直到晚年，他始终坚持在教学第一线，一九六一年以六十岁高龄而亲临讲台，还给我们这一级学生讲了《内科学》中的部分章节，说理透彻，循循善诱，足见其对中医教育事业的赤诚。

四

一九二九年，国民政府的第一次中央卫生委员会议，竟然通过了余云岫等的《废止旧医以扫除医事卫生之障碍案》的决议，提出"旧医一日不除……新医事业一日不能向上"的反动口号，并制定了废除中医的六条措施，强迫中医接受"训练"，禁止宣传中医并不准开办中医学校等，妄图一举消灭中医。消息传开，群情激愤，首先张赞臣以《医界春秋》名义向当时正在南京召开的国民党第三次全国代表大会发出驳斥取缔中医决议的通电，而后全国各地中医组织起来，公推代表在上海商议对策，于三月十七日在上海召开全国医药代表大会，秦老任大会秘书。会后组成了中医"请愿团"，直抵南京强烈要求国民政府取消该项议案。在全国中医界的抗议和人民大众的支持下，国民党当局不得不宣布取消原议案，这次捍卫中医学的斗争取得了伟大的胜利。这就是"三·一七"中医节的由来。在这次斗争中，秦老始终站在最前列，为保存、继承我中华民族的中医学贡献力量。一九六四年三月十六日晚，秦老在北京中医学院附属医院做学术报告时，还兴致勃勃地提到了三十五年前"三·一七"斗争的情况。一九七八年九月八日，由季方同志主持的为秦老平反昭雪大会的悼词中说："在黑暗的旧社会，中医受到歧视和摧残，他坚贞不屈，对当时反动势力进行了有力的斗争。"即是指这件事而言的。

中华人民共和国成立后秦老即参加革命工作，先在上海第十一医院任中医内科主任。一九五四年冬，当时的卫生部部长助理郭子化受卫生部委托亲自南下，多次到秦老家中，聘请他到原卫生部任中医顾问。他虽不愿远离他乡，但为了中医事业，于一九五五年毅然离沪北上。最初住在北京德内大街74号卫生部宿舍，后来北京中医学院在东直门海运仓落址，秦老为了教学与临床之便，又迁居当时条件极其简陋的中医学院职工宿舍。

五

秦老常用"活到老，学到老，学不了"的苦学精神严格要求自己。他常说："学识不进则退耳。"20世纪50年代，他已是原卫生部中医顾问时，虽然公务繁忙，仍是每天学习、工作到深夜。他嗜烟，著文构思时往往连吸不释，常在每盒烟吸完后，随手把烟盒展平，记下自己的心得体会，许多文章、书籍的最初定稿，就是在烟盒上蕴育的。他曾诙谐地说："烟盒比卡片好，既省钱，又不引人注目，开会中、休息时、汽车上，都可顺手拈来，应手写上。"他的名著《谦斋医学讲稿》就是以数百张烟盒的底稿集成的。可惜这些别具一格的医稿，均已付之一炬。

秦老热爱中医事业，把毕生精力与心血献给了中医学，他常说："如果对自己从事的事业不热爱、不相信、不献身，那是不行的，只有把自己和事业融为一体，方能有所成就。"即便是节假日休息或娱乐时，他也常与医学、看病联系起来，并且经常以生活常识来启发我们的思路。记得一九六三年盛夏，一天晚餐后，全家正在喝茶乘凉时，走进来一位少妇，手里挥舞着檀香扇，顿时香气扑鼻，我们坐在秦老身旁悄然道："一嗅到这股香气，就有些恶心。"秦老笑道："这就叫因人而异，对你们来说檀香扇还不如家乡的大蒲扇。中医看病就要因人、因证、因时、因地制宜，不应执死方治活人，更不该人云亦云，要认真思考。比如近几年治疗冠心病，大家都喜用活血化瘀药与香窜药，药理上有效，但切不可忽略患者的个体特性。"第二天秦老即带我们到三〇一医院会诊。患者女性，宋某，三十余岁，患冠心病。翻阅病例，前医处方不外丹参、川芎、赤芍、荜茇、檀香等药，但患者一服即呕，五日前，邀秦老会诊，秦老详问病情，得知患者闻到中药之香气即有欲呕感，故仅在原方中去檀香一味，第二天医院打电话告诉秦老，患者服药后再未呕吐，待我们去时患者病情已显著好转，精神大振。秦老若有所思地说："看病要吸取别人的经验教训，不要轻易否定别人的成绩。此例患者前医的治疗原则是对的，我们应吸取人家的长处，但对于个体特性也应注意，这叫知其常应其变嘛！不要做庸医闭目切脉，不闻不问，故弄玄虚，要实事求是，望、闻、问、切四诊不可偏废，问诊尤其重要。"

　　秦老强调中医学要继承和发扬并举，他说无继承亦就无发展，比如空中楼阁、海市蜃楼，终成幻影而已。中医不是玄学，不是高谈空理的，而是实用科学，学中医要从应用出发，不要咬文嚼字钻牛角。

　　他提倡中西医团结合作，取长补短，并肩前进。强调中医传统的科学的辨证论治方法，切忌废医存药。有这样一个例子，某中央领导，因患呃逆不止，前医投以大剂量木瓜等药，意在抑制膈肌痉挛，不仅无效，且见反酸，秦老会诊时分析道："呃逆可能是西医所说的膈肌痉挛所致。但中医治疗时，除研究专病、专方、专药外，更要辨证论治，此例患者高龄、病久、舌红少苔、脉细弱，属气阴两虚，当大补气阴。详问病因，乃怒后引起，气之逆也，当用理气降气药，然气药众多，从何选也？察呃逆频作，其声低微，应属肾不纳气，当选用补肾纳气之品。"故仅以西洋参、海南沉二味，一剂平，二剂愈。周总理在看望此患者时，闻之大喜，称赞说："中医真了不起！"秦老说："古代《济生方》中四磨饮子即是此意。中医看病首先是辨证确切，然后要继承古训而又不泥于古人，学医一定要多思考，孟子曰：'尽信书，则不如无书。'只有这样才能得心应手，效如桴鼓。"

　　秦老生前曾先后到苏联、蒙古等国会诊和进行学术交流，所见患者大都是些疑难症及危重病，如白血病、血友病、重症肌无力等，经他治疗后大都收到了预期的效果。他说："对于一些所谓绝症，不要怕，要看。看好当然不容易，但以最大努力，求其可生之机，平稳时使之增强体力，波动时加以控制，因而减少痛苦，延长生命，是可能的。能够看几个，对临床大有好处。不要好高骛远，急于求成，要积少成多，逐渐积累经验。我相信人类终会战胜这些绝证，中医是会找到出路的。"

六

一九六五年在中央领导同志的直接关怀下，秦老在协和医院全面体检达一个月之久，结论是"身体健康"。正当他将以充沛的精力书写总结自己一生的经验时，"文化大革命"开始了。环境的剧变，精神的折磨，生活的困苦，以致一九六七年突患大叶性肺炎，高热咯血，独居幽室，既不得安静修养，又不得精心治疗，虽幸免毕命于当时，却已暗生恶疾。就在这生命之火即将熄灭之时，老人家仍念念不忘中医事业。

秦老对传统医药文化修养的博大精深，对中医事业的一片赤诚，对后学晚辈的扶掖，在中医界是人所共知的。弹指间秦老已过百年诞辰，抚今思昔，更加令人怀念。现遵秦老生前遗愿，我们将代表他学术思想的几部名著、早年的医案医话、诗词墨宝，以及晚年家书等，陆续编辑出版献给同道，以寄托我们的哀思。

吴大真　王凤岐

2019 年 7 月

编者的话

一、关于《治疗新律》的源起

早在 20 世纪 30 年代，秦伯未先生在《医学心悟》和《研经言》的启发下，写作出版了《治疗新律》一书（1932 年 8 月，上海中医书局出版），成为当时中医临床的指导性方书。

1955 年 3 月，《治疗新律》由人民卫生出版社再版。秦伯未先生在再版引言中说："本书的内容，无疑都是陈旧说法，似无再版必要，但部分同道认为中医的治法太复杂，暂时又不可能使其趋于一致，能有这样一本小册子作为临床处方规律，同时拿中医的本来面目作为新的对照，也是需要的。"

1961 年，秦伯未先生为了便于大家学习掌握，结合自己的临床实践，增损为风、寒、暑、湿、燥、火、气、血、痰、虚、食、疫、虫等十三个辨证纲要，在十三纲的每纲下，设有四五条治法，下列辨证、常用药、用方、方解、加减以及小结等，以《辨证论治纲要》为题，发表在首期《北京中医学院学报》上。随后以《中医辨证论治纲要》为题，先后在 1961 年《中医杂志》第 1、2、3 期上分期连载，比《治疗新律》更加全面、系统。

1962年，由人民卫生出版社以《中医辨证施治纲要》为书名出版。秦伯未先生生前谈及此事时曾说，中医学术要发展，应当不断地提高和深入，不应墨守成规。

本次再版，不是1955年版《治疗新律》的简单重复，而是补充了后期文章的增进版。为了更加真实地反映秦老的学术思想，我们还是延用了《治疗新律》的书名。

二、关于《药性提要》

《药性提要》是秦伯未先生有感于既往本草书"过神其说"，"繁而失当"，使初学者难以遵循的缺点，为简明扼要地介绍中药知识而撰写的一本书。秦伯未先生精选临床常用的药物，按照功用分为12类分别进行介绍，每药仅介绍其气味、主治、用量，其中字数最多的"主治"一项也仅用几个字概括，充分体现了"力求简净"特点，同时又不失其实用性。《药性提要》主题明确，易懂，易学，易用。这本书即使现在读来，仍觉得它可以作为初学者学习中药的纲领，在选药组方时作为指导。现再版以供后学者学习使用。

以上两部书由于成书年代较早，书中有一些现已禁用的药物，如犀角、虎骨、穿山甲等，为了还原文献本来的样子，本书对这些药物均予保留，建议读者临床使用时选用其他药物代替。

吴大真　王凤岐

2019年7月

总目录

治疗新律

引 言

　　早在 20 世纪 30 年代，秦伯未老师受《医学心悟》"人身之病，不离乎内伤外感，风寒暑湿燥火外感也；喜怒忧思悲恐惊与阴虚伤食内伤也。总计之共一十九字，而千变万化之病，于以出焉"。和莫枚士《研经言》"百病之因有八，一邪气，二水湿，三鬼神，四虫兽，五器物，六饮食，七药石，八人事"之启迪，认为中医治疗规律繁复漫散，有必要予以总结钩玄。在程、莫二氏之基础上，结合临床实用，增损为风、寒、暑、湿、燥、火、气、血、痰、虚、食、虫、疫十三纲治律。

　　律者，格律也，规律也。以此统法，以此用方，以此遣药，以此加减，适证而变，圆机活法，化生千方万法，以应诸疾。律凡五十六，隶于十三纲。无分经方时方，纵揽伤寒温病，包涵外感内伤，不拘脏腑经络，治诸家治律于一炉，名为《治疗新律》。

目 录

第一节　风

风性轻善行，无微不入，中人也易，发病也速。风中于表，轻则鼻塞声重，喷嚏清涕，咳嗽自汗，头痛身热，甚则痰壅气喘，声哑咽干。风中于里，层次不一。入于肌腠则手指麻木、肌肉不仁、口眼㖞斜，名曰中络；营血空虚，风入经络，身体重着，步履维艰，名曰中经；再由此深入，痰涎上壅，阻塞清窍，昏不知人为中腑；神明散乱，口流涎沫，二便失制为中脏。

风之论治，当分内外。外风宜疏散宣解，内风宜息风潜阳。类风非风，知犯何逆，随证治之，痰中者涤痰，火中者降火，气中者顺气，血瘀者破血，食积者通腑。

风之治疗律归为下列三种。

一、疏风解表律

〔律征〕适用于伤风轻症。风从外来，首先犯表，病在肺卫，微有畏风，微热，头目不清，周身不适，喷嚏，喉痒或微有咳嗽。

〔遣药〕荆芥穗　青防风　薄荷叶　冬桑叶　淡豆豉　杭菊花　葱白头

〔疏注〕风邪性平，若未与寒或温邪结合时，只可辛平疏风解表，小病小治，无须小题大做，上药平妥轻灵，引风邪从卫分而出。

若鼻塞，加苍耳子、辛夷花；咳嗽，加苦杏仁、浙贝母；头胀，重杭菊花，加蔓荆子。不用藁本、羌活、独活过于辛温之品。

二、调和营卫律

〔律征〕适用于营卫不和，易感风邪或风中血络。邪之所凑，其气必虚，营卫不和，是本身功能欠佳，与上律祛邪不同。风中络道，肌肤不仁，口眼㖞斜，亦宜调和营卫，以祛络道风邪。

〔遣药〕川桂枝　大白芍　当归尾　青防风　嫩桑枝　生姜片　大红枣

〔疏注〕药分三组。一是桂枝、白芍，乃调和营卫之基本药组。二是当归尾、防风、桑枝祛风、活血通络。三是生姜、大枣扶助正气以调和之。

三、追风达邪律

〔律征〕适用于真中风。风邪入于脏腑，中腑则不识人，肢节废；中脏则舌难言，口吐涎沫。

〔遣药〕炙麻黄　川桂枝　羌活　独活　川细辛　炙僵蚕　煨天麻　石菖蒲

〔疏注〕风邪深入于脏腑，故方药以透达为主。麻黄透肌腠之邪；桂枝达血络之邪。羌活疏太阳之风；独活祛少阴之风。细辛兼入太阳少阴，僵蚕祛风痰，天麻祛痰息风，菖蒲醒脾开窍。

〔诠释〕风邪致病，唯祛风而已。邪入有层次，传变有深浅，故治风当辨部位，风在肌表，疏解之：风中营卫，部位略深，肌腠经络受病，调营卫疏经邪；风入脏腑，多见于肾亏之人，治当兼少阳、少阴。

第二节 寒

寒性阴冷，但一着人体，每易从阳化热。表为阳，寒中于表则发热、恶寒、无汗，头痛，项强，周身骨节疼痛，脉象浮紧；里为阴，寒中于里则身体强痉，口噤不语，四肢战掉，洒淅畏寒，肤冷无汗，洞泄不禁，脉象沉紧。

治寒当以温药，即《内经》"寒者热之"之常理。寒之中人，病位不同，温法有别。寒在表治以温解。寒在脾，治以温运。寒在肾，治以温补。寒在肝，治以温降。表里俱寒，则分治之。

一、疏解表寒律

〔律征〕适用于外感寒邪初起。寒邪发病，四时均有，以冬季为多见。浅者伤表，见症形寒，身热，得汗则热可散。所谓"体若燔炭，汗出而散"。

〔遣药〕淡豆豉　葱白头　香紫苏　川羌活　炙麻黄　川桂枝　苦桔梗

〔疏注〕因寒性属阴，治用辛温。与风邪用辛平，风温用辛凉有别。其所受寒邪盛衰有异，用药有轻、中、重之别。轻者用豆豉、葱白，即葱豉汤。中者用紫苏、羌活。重者用麻黄、桂枝，即麻黄汤之意。

若咳，加牛蒡子、苦杏仁、浙贝母。若痰多，用辛温化痰药，如橘红、半夏。

二、温运中宫律

〔律征〕适用于寒中脾胃，中焦虚寒。症见腹痛，自利，神疲，食少，四肢不温，最恶隙风，不渴，脉象沉微。

〔遣药〕淡干姜　上党参　生白术　煨木香　大砂仁　广陈皮　仙半夏

〔疏注〕寒邪中里影响脾胃最多，郁遏阳气，治以温中逐寒。干姜温中，守而不走。党参、白术温补脾阳。木香、砂仁温运气机，醒脾调胃。

若寒邪外侵所致，加紫苏、防风辛温散寒，温中化浊。若内伤生冷所致，加生姜。

三、温暖下焦律

〔律征〕适用于寒中少阴。症见身凉畏寒，四肢厥冷，腹痛喜按，肠鸣泄泻，脉沉。

〔遣药〕原附块　淡干姜　炙甘草　葱白头　肉桂心　胡芦巴　云茯苓

〔疏注〕寒邪深入，治宜辛热，附子、干姜、炙甘草，即四逆汤。倘寒邪充斥，阳气欲绝，则逐寒兼通阳，附子、干姜之外，再加葱白，即白通汤。附子温逐气分寒邪，肉桂温通血分寒邪。若影响肾阳、命火者，当用胡芦巴、煨肉豆蔻之属温补下焦之火。白术、茯苓健脾温中，皆可选遣。

四、温降厥阴律

〔律征〕适用于肝胃虚寒，浊阴上逆。厥阴之脉挟胃属肝，肝胃虚寒，脘痛，腹痛，喜温喜按。胃失和降，浊阴之气上逆，则食谷欲呕，吞酸嘈杂，泛吐冷涎。寒邪干犯中土，清阳不升则下利。阳气虚而不得布达于四肢则手足厥冷。阴寒犯厥阴之络，少腹寒冷、睾丸拘痛。

〔遣药〕吴茱萸　生姜片　炒川椒　小茴香　台乌药　肉桂心　延胡索

〔疏注〕吴茱萸辛热，入肝胃二经，下气降逆。呕恶泛酸，乃因胃寒浊阴之气上逆，生姜气重于味，辛散温胃止呕。不用干姜，因其降逆力弱。不用炮姜，因其已乏提升之功，花椒、小茴香、乌药、肉桂，皆温暖肝胃，降逆平冲之品。延胡索、川楝子、荔枝核、橘核止痛缓急，皆可用之。

五、温散表里律

〔律征〕适用于素体阳虚，寒邪侵于太阳少阴二经，既有阳虚之本，又有感寒之标，故见恶寒甚，发热轻，而脉沉。

〔遣药〕熟附块　川桂枝　淡干姜　炙麻黄　香紫苏　青防风　北细辛

〔疏注〕标本并治，一是扶助阳气之虚，附子、桂枝、干姜或生姜。附子在里，振奋阳气，鼓邪外出，且可固卫，防麻、桂发汗亡阳之虑。一是散在表之寒，麻黄、紫苏、防风。麻黄在外，发越阳气，开泄散寒，又用肾经表药细辛，通彻表里。

〔**诠释**〕仲景《伤寒论》为后世治寒之圭臬。伤寒六经中阳明为寒邪化热，少阳为往来寒热，俱非纯寒证。故寒证在表，唯太阳尔。重则麻、桂，轻则荆、防、羌、独。寒证在里，辨三阴经而论治。

第三节 暑

六淫之邪，虽言四季各有所主，春主风，冬主寒，秋主燥，长夏主湿，但实际全年皆可得之。唯暑邪仅夏日方得。暑必兼湿，故不同于温热；暑邪直中，亦有异于湿热。暑邪中人，头昏身热，汗出而喘、烦渴多言、倦怠少气，胸闷呕恶，甚则下血发黄、斑疹隐现。逆传心包，晕厥搐搦，不省人事，谓之暑厥，如不急救，危在顷刻。治暑大要，清利为先。脉来洪盛数疾者为阳暑，宜宣暑清利；脉来虚大无力或濡软细小者为阴暑，宜益气养阳兼施清利。治暑有二律，分治轻重。

一、宣热祛暑律

〔**律征**〕适用于夏令受暑即发之证。夏令天地郁蒸，故暑必挟湿。身热无汗，烦渴面垢，倦怠无神，头昏头胀，恶心呕吐，脉呈虚濡。

〔遣药〕鲜藿香　鲜佩兰　鲜荷叶　淡竹茹　六一散　淡通草　连翘壳

〔疏注〕藿香、佩兰、荷叶、竹茹芳香醒脾，祛暑清热，乃治暑之主药，以鲜者为佳。以六一散、通草清热利湿，能使表里三焦暑湿之邪从下焦渗泄。连翘壳清透在卫之暑，其他如枳壳、砂仁、蔻仁理气开胃亦可酌选。

二、清心涤暑律

〔律征〕适用于中暑重症。症见猝热仆倒，昏闷不省人事，汗大泄，面赤，身热，妄言谵语。

〔遣药〕净连翘　川黄连　黑山栀　青蒿梗　飞滑石　淡通草　紫雪丹

〔疏注〕连翘、黄连、栀子清热涤暑。青蒿辛香涤暑，且清虚热。滑石、通草清热利湿。高热神昏窍闭时，以紫雪丹、至宝丹清热开窍醒神。

虚弱之体，中暑者多，或禀体不虚，因感暑邪，大汗虚脱，气津两伤，用人参（或西洋参）、麦冬、五味子，即生脉散益气生津，敛阴止汗。

〔诠释〕暑乃热邪，忌用温热；暑必兼湿宜用芳香透泄、空灵清利之品，如藿、佩、竹叶、滑石之属。夏月外感，擅用香薷饮者众。细究香薷为辛温发汗之品，如何擅治暑热？方出《和剂局方》治夏月贪凉饮冷，阳气为阴寒所遏，凛凛畏寒，皮肤蒸热，头重无汗，腹痛吐泻者，显治夏日之伤寒证，暑无涉，学者务须明辨。

第四节 湿

　　湿邪重浊黏滞。其为患也，沉重、停聚、缠绵、阴霾。其所来，有得自外，诸如山岚瘴雾，天雨湿蒸，远行涉水，久居湿地，汗衣湿衫；得自内，诸如膏粱厚味，炙烤煎炒，生冷甜腻。湿证之所成，多由脾阳虚弱或抑郁困顿，治当首理脾阳。漫延渗流，患及百骸五脏，在上则现头重目黄、鼻塞声重；在中则现痞闷不舒；在下则现足胫跗肿；在经络则现日晡发热，筋骨酸痛，腰疼不能转侧，四肢痿弱酸痛；在肌肉则现肿满，按之如泥；在肢节则现屈伸强硬；在络道则现重着不移；在皮肤则现顽麻不仁；在气血则倦怠乏力；在肺则喘满咳嗽；在脾则痰涎肿胀；在肝则胁满癫疝；在肾则腰疼阴汗；入腑则肠鸣呕吐淋浊，大便泄泻后重，小便淋涩黄赤；入脏则昏迷不醒，直视无声。

　　湿之治，在上宜发汗，在下宜渗泄，里虚宜实脾，挟风宜解肌，阳虚宜补火，阴虚宜壮水，湿而有热宜苦寒燥之，湿而有寒宜辛热除之。祛湿诸途，不外以风药胜湿，利小溲行湿，泄大便逐湿，吐痰涎祛湿。

　　治湿证具体格律为六律。

一、芳香化湿律

　　〔律征〕适用于湿浊侵袭、脾胃不和者。脾主湿，故湿证以治脾为先。外湿侵袭，多因雨淋水浸；内湿氤氲多由于过啖生冷瓜果，膏粱厚味，饮食不节。胃为脾之表，湿邪初恋，当先犯胃，症见胸闷脘痞，饮食呆减，口内黏淡，泛漾欲恶，甚或呕吐等，治以芳化透湿，调和胃气为主。湿邪留滞，气机停郁，更使湿邪停留，芳香理气化湿为治湿初阶。

〔遣药〕藿香梗　佩兰叶　白蔻仁　砂仁壳　佛手柑　仙半夏　炒薏苡仁

〔疏注〕藿香、佩兰作用在上、在表、在外，以芳香宣透湿邪；砂仁、蔻仁、陈皮、佛手、半夏作用在中，芳香理气化湿；薏苡仁作用在下，甘淡渗湿，而不致引邪入胃。藿香用梗不用叶，因藿香梗芳香偏于理气、宽胸化湿；藿香叶则偏于解表。砂蔻仁用壳不用仁，着眼于透达。陈皮、佛手、半夏乃治湿要药毋用赘言。薏苡仁尚通经络、治痹痿，用于排脓消肿宜生用，配合芳香化湿药时应炒用。

二、温燥湿浊律

〔律征〕适用于湿浊盘踞中焦，脾失健运。胃湿和脾湿原是一种，由于脾与胃的性质不同，胃湿多由湿浊初遏，芳化宣通，郁滞即解；脾湿是湿浊盘踞，由表及里，由胃及脾。湿邪困脾，可见中脘痞满、不思饮食、消化迟钝、腹胀便溏，舌苔多见白腻。总之，湿浊轻证，偏于胃时，宜芳香化湿；湿浊较重，偏于脾时，宜温燥湿浊。

〔遣药〕苍术　白术　川厚朴　青皮　陈皮　炒枳壳　白蔻仁　干菖蒲　六神曲

〔疏注〕苍术苦温，燥湿猛将，湿邪踞脾时用之。与白术比较，白术健脾为主，兼以燥湿，中阳虚弱，不能健运时用之，厚朴香燥理气，除胸脘满闷，燥湿之力次于苍术，但除满之功胜之。陈皮芳香理气，以助化湿，青皮疏理肝气，见有胁肋胀满等肝经症状时用之。菖蒲辛香醒脾，湿浊困脾，脾不健运，饮食呆滞，口中黏腻，中脘痞闷时用之。神曲健脾胃消食之良药，随证辅之。

湿郁久蕴，每易化热，譬如粮食堆积，郁久生热，可加黄连、黄柏清热燥湿。

三、下引利湿律

〔律征〕适用于水湿停于下焦，腰以下困重，下肢浮肿，小便不利，小便赤涩等症。以上两律适用于湿浊停于中焦，一偏于胃，一偏于脾；本法通过利尿使下焦之水湿决渎而出。《内经》所谓"其下者，引而竭之"以及"洁净府"等治则，即指此而言。李东垣说："治湿不利小便，非其治也。"更确切的应该是：治湿停下焦，不利小便非其治也。为治湿之常法。

〔遣药〕车前子　建泽泻　汉防己　赤小豆　茯苓皮　冬瓜皮　大腹皮

〔疏注〕药分二组，一为车前子、泽泻、汉防己、冬瓜皮淡渗利湿，通利小便。一为茯苓皮、赤小豆、大腹皮健脾行气，助祛湿之力。

四、逐湿利水律

〔律征〕适用于水湿蓄积不去，体实证实，既积成水，非攻逐不去。"逐"比"利"更进一步，证不仅见下肢水肿，且头面四肢皆肿，肚腹膨隆。不仅小便不利，而且二便癃闭。凡治水湿当利小便；肿势严重，利水不应时才用攻逐之法，此法猛峻，水邪自前后二阴出。逐水乃权宜之计，不是常法，用亦宜慎。费伯雄说："逐水自前阴出者得生，自后阴出者必死。"更点出其严重程度。

〔遣药〕黑白丑　甜葶苈　制甘遂　商陆根　蟋蟀　蝼蛄　花槟榔

〔疏注〕黑白丑、甜葶苈利水之猛将，二丑兼有行气之功，破气而行水；葶苈子开肺以行水。甘遂、商陆逐水猛药，但均有毒，在使用剂量、服用方法等方面应周密审慎。蟋蟀、蝼蛄等虫类药，搜剔络道，可通行深部络道之水湿。槟榔行气利水消肿以辅之。

五、发汗祛湿律

〔律征〕适用于湿淫肌肤，类似《金匮》的风水、皮水、溢饮等证。为湿邪侵袭太阳，虽属外感，与伤风感冒不同。微有表证，寒热无汗，或有头疼，但觉重胀而不剧痛，或有咳嗽，但咳声不扬，全身沉重倦怠，关节烦重，浮肿，舌苔薄白而腻，脉象浮且濡。治宜宣透太阳经之湿邪，亦即《内经》所谓"开鬼门"也。

〔遣药〕炙麻黄 紫浮萍 青防风 羌活 独活 生姜皮 苍术皮 黄芪皮

〔疏注〕麻黄、浮萍、生姜辛温发汗，宣湿利水消肿；防风、羌活祛风胜湿，若全身肿，羌独二活并用。因水湿在皮，以皮行皮选生姜皮、苍术皮、黄芪皮。黄芪扶卫气，达湿邪，发汗祛湿而不伤正；水湿在内，泽泻、车前子、防己均利水随症可用。

六、清化湿热律

〔律征〕湿为阴邪，热为阳邪，湿热交结出现种种特有症状，除一般温热症外，兼见胸闷、恶心、身重疼痛、身热不扬、手脚不温、小溲短少、便溏、舌苔厚腻等。吴鞠通曾说："湿为阴邪，自长夏而来，其来有渐，且其性氤氲黏腻，非若寒邪之一汗而解，温热之一凉则退，故难速已。"所以湿温证只宜轻清透化，即清热透湿并举，更要注重气机，气化则湿亦化。但因湿热轻重有偏，治法或侧重于清，或侧重于化。本律亦是治疗湿温证的方法。

〔遣药〕光杏仁 白蔻仁 生薏苡仁 仙半夏 飞滑石 淡通草 鲜竹茹

〔疏注〕湿温之邪，弥漫三焦，治当从三焦入手，上焦用杏仁开肺气以宣湿；中焦用白蔻仁醒脾以化湿；下焦用薏苡仁利水以利湿。即是三仁汤之意。再辅以滑石清利，通草轻宣，厚朴芳化，竹茹清透。

若湿温初起，偏于上焦时，用大豆黄卷；若病邪入里出现胸膈满闷，心烦懊憹时，用淡豆豉辛香透邪，透发中焦氤氲之气。

〔诠释〕祛湿六律曰：芳化、温燥、下利、攻逐、发汗、清化。简归之，化、燥、利、逐四字。化有芳化、清化，药以轻灵，着眼上焦；治湿多用温药，风药胜湿每归于此；利为治湿大法，使湿有去路，见效快捷；利之不行，要用攻逐、疏凿之法，药力猛峻，用之得法，能去顽水，用之不当，祸不旋踵。

第五节　燥

燥主秋之时令，然于人体，必系阴液枯耗之表现。燥证之成，一为肺受火灼，津竭于上，不能灌溉百脉，荣养百骸，毛瘁色枯于外，脏器失润于内。一为大病耗伤，补阳燥剂，醇酒炙肉，辛热厚味偏助邪火，损害真阴，日渐煎熬，阴液涸竭。燥之外象，在表则皮肤皲揭；在上则咽鼻干焦；在中则烦渴引饮；在下则津枯便难，月事不行；在肺则干咳痰结；在心脏则悲恸欲哭；在手足则痿弱无力。燥证之脉，大多细涩而微。

燥之治法，濡润当先。濡润之品，首选甘寒，以养肺胃之液；再为咸寒，以滋肝肾之精。辛热、苦寒、淡渗、芳香诸药及泻实之剂，均不入选。

燥之治分上、中、下三律。

一、润上清燥律

〔律征〕适用于心肺受燥。肺为娇脏，火热最易灼金，症见干咳，无痰，口干，烦渴，舌干红少苔，脉虚数。

〔遣药〕北沙参　大麦冬　天花粉　甜杏仁　川贝母　生梨皮　乌梅肉

〔疏注〕沙参、麦冬、花粉生津养液，清上焦津虚之热。甜杏仁润肺及大肠，止咳嗽。川贝母润肺止咳。梨皮、竹叶、白茅根甘寒清热生津。此时不用苦寒，因苦能化燥劫津，乌梅生津佳品，上、中、下三焦之燥证均宜，尤以上、中二焦为优。

二、润中清燥律

〔律征〕适用于中焦受燥，尤以胃津枯涸为主。见症以多食易饥最突出，亦见烦热，汗出，形体消瘦。

〔遣药〕鲜生地　鲜石斛　天花粉　肥玉竹　甘蔗汁　肥知母　活芦根

〔疏注〕生地养阴，清胃热以润燥，石斛、花粉、玉竹乃生津之佳品。消谷善饥甚者，重用玉竹。蔗汁有天生甘露饮之称，利大肠而泻热。知母、芦根甘寒生津。

三、润下清燥律

〔律征〕适用于下焦肝肾大肠受燥，症见大便秘结难下，形体消瘦，肌肤少泽，两足痿弱，舌红少津，脉细无力。

〔遣药〕京玄参　细生地　大天冬　淡苁蓉　生白芍　火麻

仁　全瓜蒌

〔疏注〕治疗原则是"增水行舟"，以治"无水舟停"。重用玄参养阴生津，润燥清热；生地养阴清热；天冬滋液润燥；生白芍养阴敛阴；火麻仁乃含脂液之果仁以润下之；瓜蒌润肺及大肠，降肺气，通大便；苁蓉咸温润降，补肾润肠以通大便。诸药以补药之体，作泻药之用，既可攻实，又可防虚。

〔诠释〕上述治燥三律，皆为体内津液枯燥而设。至于秋燥之病，系秋季所患之风温证，虽名以燥，实为外感温病，症见寒热，头痛，咳呛，口干，唇燥，咯痰不畅。治以风温剂中加入一二味甘寒滋润轻药，如芦根、沙参、麦冬、梨皮、西瓜翠衣之属即可。另有凉燥、温燥之称，系风温、风寒之偏颇，可一炉以治之。

第六节　火

火、热、温、毒，性同而名异，因而往往混称。火者热之体，热者火之用。温者热渐，热者温之甚。火者毒之体，毒者火之极。生理之火潜藏柔熙，温养脏腑百骸，固人寿命；病理之火，煎熬阴液，贼伤元气，败腐机体。五脏主五志，五志太过，均能化火；饮食房劳、衣裳絮厚亦可致火。气郁则火起于肺，嗔怒则火起于肝，醇醉则火起于脾，思惮则火起于心，房劳则火起于肾。发为种种火证，牙痛龈宣、腮颊颐肿为胃火；目黄口苦，坐卧不宁为胆火；舌糜喉痛；便秘不通为大肠火；

癃闭淋沥、赤白带浊为小肠火；小腹作痛、小溲涓滴为膀胱火；头昏体倦、手足心热三焦火。火证亦多兼变之证。兼挟湿浊，则咳吐结痰，甚则脓血；热遗下焦则溺淋浊，少腹疼胀；热深厥深，火从寒化，则恶寒战栗、厥道脉伏，不可不察。

火之治，依《内经》明训，实火泻之，虚火养之，郁火发之，阳火直折，阴火温导。

火性炎上，上升之热即为火，在内不发则为热，治热但用清，治火必须降。

治火五律如下。

一、宁静君火律

〔律征〕适用于心火亢盛，或心移热于小肠。心烦，失眠，掌热，糜舌重舌，小溲赤涩。

〔遣药〕细生地　淡竹叶　朱灯心　净连翘　川雅连　黑山栀　净犀角

〔疏注〕生地黄甘苦寒，入心清热凉血，入肾养阴生津，肾水足则心火得降，尤宜于心经有热而阴伤不甚者。淡竹叶、朱灯心，甘淡寒，清心除烦，引热下行，使从小便而出。心火较甚，连翘、黄连、山栀苦寒清心泻火。犀角凉心上品，唯价昂，必须时用之。

若心火亢盛，神昏谵语，加紫雪丹。若热盛动血，迫血妄行，加粉丹皮。

二、苦泄相火律

〔律征〕适用于肝胆龙雷之火亢盛，或肝经湿热下注。症见烦躁易怒，胸胁满痛，头胀头痛，目赤耳痛，口苦咽干，梦遗淋浊，阳强不倒。

〔遣药〕龙胆草　淡黄芩　夏枯草　潼木通　细生地　川黄柏　京赤芍

〔疏注〕龙胆草大苦大寒，泻火除湿，为凉肝猛将。黄芩、夏枯草清少阳于上，黄柏泻厥阴于下，三味苦寒，以泻肝胆经实火。湿热之邪壅滞下焦，故用木通、车前子、泽泻之类，从肾与膀胱以导之，使邪有出路。然肝为藏血之脏，肝经实火，易伤阴血，所用诸般药物又属苦燥渗利伤阴之品，故用生地、赤芍养血益阴，凉肝柔肝。

三、承制实火律

〔律征〕适用于有形热结壅于阳明胃肠。腹满胀痛，按之石硬，大便不通或热结旁流，发热，口舌干燥，甚或烦躁谵语。

〔遣药〕生川大黄　玄明粉　江枳实　生甘草　金银花　净连翘　焦山栀

〔疏注〕大黄大苦大寒，泻热通便，荡涤实结，活血行瘀，有"将军"斩关夺隘之功，生用其气更锐。玄明粉咸寒增液，泻热软坚润燥。枳实下气消痞，助积滞下行。生甘草清热泻火，又能和调诸药。热满三焦，银花、连翘、栀子佐之。

四、宣发郁火律

〔律征〕适用于肝胆郁火。症见头目胀痛，胸胁烦满，牙龈红肿疼痛，烦躁易恚。

〔遣药〕软柴胡　炒薄荷　冬桑叶　杭菊花　淡黄芩　嫩钩藤　苦丁茶

〔疏注〕火郁发之。郁火不能降，不能泻，只宜辛凉疏泄。柴胡辛平，薄荷辛凉，疏肝解郁。桑叶、菊花、黄芩、钩藤、苦丁茶轻清凉肝。

五、潜养虚火律

〔律征〕适用于阴虚发热、虚火上炎。病位在肝肾，尤以肾为主。症见潮热，手足心热，盗汗，甚则虚火犯上，面红目赤，咽痛，齿痛，不眠头痛，下肢反冷。

〔遣药〕鲜生地　大白芍　京玄参　生石决　生牡蛎　炙龟甲　上油桂

〔疏注〕一是滋养下元，药用生地、白芍滋肝养血；玄参咸寒滋肾，以吸纳潜火。二是潜降虚火，药用生石决明、生牡蛎质重性降，龟甲咸平而重，滋阴填精，壮水以降火。虚火甚时，以少量肉桂引火归元。

〔诠释〕治火五律曰宁静、苦泄、承制、宣发、潜纳，分别施之心火亢盛、肝胆火炽、胃肠火结、肝火郁滞、肾火上浮，简言之，不过实、虚两端。实火以清、降、泄，虚火以潜、养、纳。其中"火郁发之"虽称宣发，与风寒袭表之宣发迥异，切忌辛温升发之品，只需升、柴、薄荷、桑叶之类，辛平或辛凉透散，尚须石膏、黄连、连翘、黄芩、菊花等凉其火。如遇火郁之证，只知辛散之一，不知凉透之二，以致偾事。

第七节　气

气之在身，无所不注；气之为病，无处不到，故曰：百病生于气。气之治疗看似漫散无序，知其要者，井然有序。

一气化七，怒则吐血，胸满胁痛，煎厥薄厥；喜则狂笑不休，阳气不收；悲则目昏鼻酸，血崩脉痿，少气不息；恐则骨酸痿厥，破䐃阴痿；惊则潮涎目寰，口呿痴癫，僵仆不省；劳则喘促，咳血腰痛，骨痿肺鸣，少精不月；思则不食嗜卧，昏瞀中痞，三焦闭塞。

证虽繁多，治疗之律不外平其逆，散其结，降其浮，疏其郁，收其散，镇其乱。简归之，为疏理，为镇降，为升举。

一、疏利气滞律

〔律征〕适用于恼怒忧郁、气分不畅。气分病变，首先影响到肝，肝属木而易于乘土，故往往影响到脾胃而致肝胃不和。症见胸胁郁闷，脘腹胀痛，大便不畅，得嗳气或矢气较舒。治当调气，疏气，理气，利气，行气。名称不同，轻重不一，总的说来都是理气分，即《内经》所谓"疏气令调"。

〔遣药〕白蒺藜　广郁金　制香附　江枳壳　炒青皮　全当

归　抚川芎

〔疏注〕白蒺藜疏肝理气，祛风通络，是疏肝的首选药，有头目症状时更宜，有下虚上实可潼白蒺藜同用。香附理三焦之气，重点在肝胃；枳壳理肠胃、肝胆之气；表皮入肝，兼理肠胃。郁金理血中之气；肝脏以血为体，以气为用，体和用有密切关系，往往配合血中之阳药，如当归、川芎、当归养血和血，川芎活血理气止痛。

偏寒时，加高良姜能入肝之血络，祛肝络之寒，与香附同用，即良附丸，理肝气，温肝络。胃不和嗳气时，加陈佛手；肝阴伤时，加玫瑰花；胃阴伤，加金橘饼。

二、镇静气浮律

〔律征〕适用于心气浮荡，心神恍惚，惊悸怔忡。心主神明，神明不安，病位在心。肝心为母子关系，心不宁，肝阳上亢；心神不安，心肾不交，心火宜下纳之，肾水宜上滋之，心神不安，心肾不交宜兼顾肝、肾。

〔遣药〕酸枣仁　柏子仁　桂圆肉　朱茯神　青龙齿　左牡蛎　灵磁石

〔疏注〕用药可分为两方面，一是补益养心，如酸枣仁、柏子仁、桂圆肉。一是镇静安神药，龙齿入心是重镇潜降主药，朱茯神是补益心脾之镇静药；又用牡蛎入肝以助之；磁石助肾以纳之。

三、升举气陷律

〔律征〕适用于中气下陷。脾主中气，中气下陷，亦即脾气下陷，症见神疲肢倦，懒怠少气，大便溏泄不止，脱肛，及崩漏、白带不止等。胃主降，脾主升，补脾则升提。

〔遣药〕炙黄芪　炒党参　炙升麻　软柴胡　生白术　清炙甘草　炒陈皮

〔疏注〕黄芪、党参益气补中，相辅相成，但前者偏于升提中气，后者偏于补益中气；若有虚火上升者，不用黄芪；若胸脘痞闷者，不用党参，以上二药是物质基础。升麻、柴胡性升而上是动力，二药苦平味薄，阴中之阳，能引黄芪、党参补益之功向上。升提中气必须以补脾胃为基础，通过升、柴达到升提之目的。白术、甘草益气、健脾、理湿。气虚则运行呆滞，加芳香醒脾之陈皮以流动之。

〔诠释〕气之为治，把握三个关键枢机。郁者、结者理之；逆者、浮者、散者、乱者镇敛之；陷者、沉者升提之。疏理主要在肝，兼顾脾胃；镇敛主要在心，兼顾肝肾；升提主要在脾，兼顾肺肾。补气之法，归入补虚之律。

第八节　血

血之来源乃水谷精微所化。诸凡起居不节、七情过度、劳倦色欲、饮食不节，皆足以动火损气。火动则鼓动血热妄行，气损则血无所附，或出于上窍，或出于下窍，或溢于肌腠，或滞于经络脏腑。妄行于上则吐血衄血；流注于下为溺血便血；壅滞经络为痈疽；郁结肠脏则为癥块；或乘风热而为斑为疹；或滞阴寒为痛为痹。血证表现虽繁，辨证各有特异。热积肺胃者胸满脉实，大怒气逆者面赤脉弦；阳虚而血外走者虚冷恶寒；阴虚而火之上亢者咳喘内热；劳心不能生血者烦心躁闷；劳力不能摄血者自汗倦怠；郁结伤脾者忧恚少食；劳伤肺气者久咳无痰；气不统血者血必漫散；积瘀停蓄者血必成块；郁结在高位者血必紫色；虚火于下部者其血必鲜；感寒互凝者血必暗黑；肺脏生痈者血必兼脓；痰火炽热者先痰后血；阴虚火猖者先血后痰；食伤胃脘者饱闷吐血；饮酒过醉者呕血酸腐。

治血大要，宜行血不宜止血，宜降气不宜寒凉降火。诸脏血证，各有所用，肺脏宜清降不宜升散，心脏宜养营不宜耗散，脾脏宜温中不宜酸寒，肝脏宜疏利甘缓不宜秘滞，肾脏宜壮水滋阴不宜克伐。

血证治律可归为六种。

一、清凉血热律

〔律征〕适用于血热妄行，上窍出血。或为外邪侵袭，或为内伤五志，肝火偏亢，热在血分，与一般实热证鸥张在气分不同。血热妄行则出血，以吐、衄为多，所谓"阳络伤则血上行"，其血色鲜红。

〔遣药〕鲜生地 大白芍 粉丹皮 黑山栀 银花炭 黄芩炭 藕节炭

〔疏注〕首先养阴治其本，生地清热养阴，凉血止血；白芍养阴敛营，生用则凉血宁血。若血热且血瘀时，可用赤芍，或赤芍白芍同用。养阴是本律的基础，宜清柔轻灵，不能滋腻，故不宜用熟地、首乌等。其次是凉血，凉血首推丹皮，凉血止血且能化瘀；山栀清三焦之热，焦山栀入血分，生山栀入气分。以上为治本。银花炭、黄芩炭、藕节炭清热收敛止血以治标。温病最易动血，常兼及凉血止血，《温病条辨》中桑菊饮、银翘散等方加减中可见一斑。桑菊饮方加减："邪初入营，加玄参、犀角。在血分去薄荷、芦根，加麦冬、生地、玉竹、丹皮。"银翘散加减中指出："衄者去荆芥、豆豉，加茅根、侧柏炭、黑山栀。"

使用止血药时，还必须注意出血部位，例如鼻出血加茅花；目赤甚或出血，加青葙子；咳血多用侧柏叶、茜草。

二、温和血液律

〔律征〕适用于血分有寒，血液凝涩。寒侵血凝，多见妇人，小腹冷痛，月经后愆，经行冷痛，甚或经闭不行。

〔遣药〕炒当归　大川芎　酒白芍　肉桂心　炮姜炭　蕲艾绒　紫降香

〔疏注〕血得温则行，当予行气活血温和药。以四物汤为基础。当归、川芎乃血中之阳药，温养血液，行气止痛；白芍血中之阴药，酒制易凉性为温性，理血缓慢止痛；生地苦寒，熟地滋腻，故不列入；肉桂心温养心血，偏于心肝血分之药。不用干姜、附片，因其燥烈，不宜血分。炮姜炭已经炮黑功能入血；艾味温通血脉，降香温气机以助血行。

三、通经祛瘀律

〔律征〕适用于血瘀停滞，凝聚成形。经行色黑，经闭腹痛，少腹有块。但以瘀为主，寒热往往不显，本律血分凝滞较上律更甚。

〔遣药〕全当归　大川芎　炒赤芍　鸡血藤　茺蔚子　制香附　川楝子

〔疏注〕仍以四物汤为基础，易白芍为赤芍加强活血化瘀，鸡血藤性通行且能养血活血，通经祛瘀，养血而不凝滞，祛瘀不伤正，用量可较大。茺蔚子入血分理肝脉，通冲任，乃祛瘀通经之良药。气为血帅，活血药中的理气药又以香附为多用。前人尝用一味为末，治血凝气滞引起的杂证，称为独胜丸。叶天士曾用逍遥散去白术加香附点到机关。川楝子、延胡索（即金铃子散）活血行气止痛辅之。

四、攻破血积律

〔律征〕适用于血癥瘕块。血液凝涩、停滞、积症是一个渐进过程，治疗亦须分清层次。

〔遣药〕紫丹参　当归尾　杜红花　桃仁泥　京三棱　蓬莪术　泽兰叶

〔疏注〕一味丹参功同四物，誉其有养血之功，又有活血之能，推为主帅。今全方仍以养血为主，在养血的基础上行血，在行血的基础上逐瘀。这是一个原则。王清任善用逐瘀，亦以行血为主。用归尾养血破血。桃仁、红花活血祛瘀。因癥积已成，三棱、莪术破血逐瘀。但务必注意用量、时机。泽兰活血通经辅之。

再从瘀阻的原因上看，寒凝者加肉桂、炮姜、陈艾；气滞者加香附、青皮；深陷者加䗪虫、虻虫等虫蚁剔透之品。

五、利气散瘀律

〔律征〕适用于上焦气滞血瘀，胸胁刺痛，或见"常欲蹈其胸上"，类似于《金匮》"肝着"，或见咯血不畅，胸痹气阻。

〔遣药〕炒赤芍　桃仁泥　炙乳没　川郁金　真新绛　丝瓜络　侧柏叶

〔疏注〕赤芍行经络之瘀，桃仁行脏腑之瘀。乳没血中气药，行气活血止痛。且郁金为气中血药，止痛效佳。枳壳理肝疏气。新绛加强通透之力，新绛无药可代以红花，以西红花为佳，但价昂难觅。丝瓜络、橘络等可引药入络。柏叶凉血止血，出血时用之。

六、益气摄血律

〔律征〕适用于气不摄血，出血缓慢。气指中气，又称脾气，脾不统血，出血潺潺，血色暗黑，以下部出血多，如腹痛便血，妇科崩漏，甚则血崩昏晕。必伴气短、食少、行动疲乏、脉象虚细等中气虚弱证候。血脱则气脱，严重时可见气促、头汗、怔忡等虚脱现象，当以固气为急务。

〔律征〕清炙芪　炒党参　生于术　煅龙骨　煅牡蛎　阿胶

珠　伏龙肝

〔疏注〕黄芪、党参、白术甘温益气健脾以摄血。卫气虚弱用黄芪，中气虚弱用白术，心气虚弱用党参，有虚脱时用人参。煅龙牡固摄止血。阿胶补血止血。伏龙肝甘温健中，以治便血不止。

若妇科出血不止，加陈棕炭；咯血、吐血严重时，用生地炭；吐血后期阴血已亏，用熟地炭，或加白及收敛止血。

〔诠释〕治血六律为凉、温、活、破、散、敛。简言之，即行、止二字。温、活、破、散均以行血以活血，凉、敛则宁血以止血，唯活血祛瘀律以通为补，以行为止，故兼行止二途。

第九节　痰

痰为中医病理及证候名词。中医除咳嗽哮喘之痰证外，还有其更广泛的含义。从痰论治，对许多病症（包括一些疑难病症）有意想不到之效，故古人有"怪病皆因痰作祟"之说。治痰是中医有特色的一种治疗思路与方法。

诸种痰证，皆因外感风寒六淫之邪，或由内伤七情、饮食之患，致使气逆液浊，津液停滞凝结所致。痰之所驻，随气所至，无处不到。或停滞于肺，或留聚胃肠，或凝阻胸膈，或客于四肢经络、遍身上下。为嗽，为喘，为呕，为恶，为痞隔壅塞，为嘈杂怔忡，为眩晕，为心悸，为癫狂，为寒热，为痛肿。痰之见症，颇有特异之处，如胸膈辘辘有声、背心一点常觉冰冷，浑身习习如虫行，胸臆间若有二气交纽，皮里膜外结核不红不肿，颈项成块似病非病，塞于咽喉状如梅核，出于咯吐形若桃胶，四肢硬肿麻木，胁梢癥积成形或，骨节刺痛无常，或腰腿削酸无力，或吐冷涎绿水黑汁，或梦烟火剑戟丛生，或腹泻黏液，尿如浓汁，其他关格不通，走马喉痹，齿痛耳鸣，瘰疬瘫痪，妇人经闭带下，小儿惊风搐搦，甚则无端见鬼，神志似明似寐，或皆与痰有涉，细心辨察，均可从痰论治。

痰之形成必有其产生之根源，所以治疗痰证，必须治疗产生痰的病因病机，同时兼顾祛痰，于是产生种种治痰格律。

一、宣肺化痰律

〔律征〕适用于外感风寒，咳嗽痰多。外感咳嗽其病邪在表，病位在肺，治以祛除外邪为主。邪属风寒，用辛温宣肺解表以止咳，结合化痰就形成了宣肺化痰律。

〔遣药〕荆芥穗　闭防风　薄荷叶　紫苏叶　苦杏仁　象贝母　苦桔梗

〔疏注〕荆芥、防风、薄荷、苏叶散风解表，杏仁、象贝开肺理气以化痰，桔梗作用在上，既可协助祛风又有止咳祛痰之作用。

若风寒重，见恶心，痰白多沫加生姜，若咳嗽上气重加前胡以降逆，若胸膈满闷、恶心气逆去象贝而加紫菀，紫菀与桔梗一升一降更为协调，若咽喉痒可加胖大海、蝉蜕；若头胀或痛加菊花。

二、清热化痰律

〔律征〕适用于肺有痰热，口渴咽干。痰热大多由风温所致，所以初期治法，应以清宣为主，日久热重可用清肺泻肺，或者配合清凉化痰，便形成了清热化痰律。

〔遣药〕霜桑叶　苦杏仁　川贝母　瓜蒌皮　枇杷叶　桑白皮　地骨皮

〔疏注〕桑叶是祛风热、清热之良药；杏仁清肺化痰，痰多者必加，咳嗽后期，肺阴耗损用甜杏仁；贝母化痰，有表证时宜用象贝，热重无表时用川贝；瓜蒌皮清热化痰生津，又通大肠以利肺气；枇杷叶化痰，外感初期不用，因枇杷叶有敛邪之弊（现在临床上无论什么性质的咳嗽都用"枇杷露"，不去辨证，恐怕是欠妥当的）；桑白皮、地骨皮二味为泻白散，有清热泻肺止咳平喘之功。

如前所述，若见头目症状加菊花；若咳嗽重者加前胡；外感已解者可用白前；咳嗽咽痛，痰咯不利者加葶苈。

三、肃气化痰律

〔律征〕适用于肺寒痰凝，痰喘上气。肺主肃降，肺寒痰凝，必致上气，急予肃气宣散，寒痰上逆应予温化，务必抓住肃气温化两端为要。

〔遣药〕旋覆花　仙半夏　紫苏子　化橘红　白芥子　莱菔子　六神曲

〔疏注〕全部方药偏温，旋覆花、苏子、白芥子、莱菔子肃气降气有良效，但兼外感重者不宜选用，或苏子改为苏叶，病本为痰，半夏、橘红最宜，但如湿重可用姜汁炒半夏和六神曲。

如痰凝者加浮石、海蛤壳；若肺寒重则加紫菀、冬花；若湿重宜利可加薏苡仁、冬瓜仁。

四、燥湿化痰律

〔律征〕适用于湿聚痰凝，咳嗽泛恶。肺寒痰凝，病因肺寒，治以温肺；湿痰凝聚，病在脾胃，治以燥湿。一般化痰药均偏重于肺，而湿痰的病位在脾胃，除咳嗽外，主要表现为恶心、呃逆、胸闷、纳呆等，故治湿痰者要兼顾，燥湿、理气、化痰等三个方面。

〔遣药〕制苍术　姜半夏　制川朴　化橘红　炒薏苡仁　淡干姜　炒枳壳

〔疏注〕苍术为燥湿良药，外湿重用苍术，内湿重治在健脾可用米制苍术；川朴温化中焦运化中气，姜半夏辛温化痰，橘红理气化痰，其燥湿理气之功大于陈皮；外湿重用生姜；薏苡仁健脾理湿，炒者益增燥湿之用，枳壳消中焦诸气，以协化湿。

若命门火衰者宜温肾，加肉桂。

五、温化痰饮律

〔律征〕适用于脾肾寒而痰饮上泛，气急咳喘。痰饮是痰证中的一个特殊证候。其病位主要在中焦，是中阳虚弱所致，其邪又为阴邪，所以治疗时应以健脾扶阳之法。仲景之"痰饮当以温药和之"即指此。

〔遣药〕云茯苓 川桂枝 炒白术 炙甘草 淡干姜 五味子 仙半夏

〔疏注〕苓桂术甘汤是治疗痰饮的基本方剂，桂枝扶阳，白术健脾，茯苓利湿，甘草补中，其主要作用为温运脾阳。干姜、五味、半夏辛温化饮，为仲景书中蠲饮之要药。

外寒重加麻黄，内饮重者加细辛，若需理气化痰加陈皮，若喉间有水鸡声加鹅管石。

六、清降痰热律

〔律征〕适用于热痰上冲，神迷气窒。一至五律，主在肺、脾，故主要表现为咳嗽、气喘、痰饮等症，本律系痰热上冲，头目神明之府受扰，应予清降痰热为治。

〔遣药〕炙桑皮 胆南星 天竺黄 淡竹沥 石菖蒲 瓜蒌仁 江枳实

〔疏注〕桑皮、胆南星灵动流利，涤清痰热，天竺黄、淡竹沥凉降痰热；枳实、瓜蒌利大肠以清痰热。枳实尚能降气，气降痰亦降；石菖蒲其性走窜，善化湿浊，有豁痰宣壅之功。

若气郁者加郁金，痰声辘辘加川贝，经络不通加丝瓜络。

七、攻逐痰积律

〔律征〕适用于痰饮停聚，悬饮支饮。对于顽痰停聚，化之不去，消之不散，用攻逐之法。轻症用礞石滚痰丸之类，重症用控涎丹之属。对于痰饮轻者用葶苈泻肺汤，重者用十枣汤。方剂虽有轻重，均为攻逐峻剂，不宜多用久用，对于体质虚弱者更应慎重。

〔遣药〕葶苈子　江枳实　冬瓜子　芫花　甘遂　建泽泻　控涎丹

〔疏注〕前六药择自上述诸方，葶苈降泻力大，非肺实者不宜；竹沥滑利大便通腑利肺；冬瓜子利肺；泽泻利尿，使饮邪从小便而出；甘遂、芫花逐饮猛将，必要时可加大戟、腹水草。控涎丹为成药，攻逐顽痰、悬饮甚效。

八、消磨痰核律

〔律征〕适用于痰气凝结，瘿瘤瘰疬。瘰疬都由痰浊郁结与肝胆气结而致，治疗主用软坚消磨，更应疏肝理气，即痰核是标，肝胆气火为本，是应标本兼顾。

〔遣药〕大贝母　白僵蚕　山慈菇　海藻　昆布　仙半夏　化橘红

〔疏注〕贝母、山慈菇消痰化痰，僵蚕化痰通络，海藻、昆布软坚散结，半夏、橘红主治痰凝。

若肝郁者加柴胡；肝火者加夏枯草；血虚者加当归、白芍。

〔诠释〕治痰八律，曰宣散、消化、肃降、燥湿、温化、清降、攻逐、消磨。对痰而论，不外清、降、润、消四字。对脏而言，主为保肺滋液、培脾化饮、补肾归脏。掌握此要领，诸般痰证，尽在彀中。

第十节 虚

虚之病因多种，或外伤酒色，或内伤七情，或伤于饮食劳倦，或嗜欲无度。酒伤肺，湿热熏蒸，肺阴销铄；色伤肾，精室空虚，相火无制；思虑伤心，血液耗伤，火易上炎；劳倦伤脾，火生于内，戕伤真阴；愤怒伤肝，肝火炽升，灼血吐血。

虚之辨识，把握玄机，亦非难事。颧赤唇红为阴虚于下，逼阳于上；口干燥渴为肾阴不足，引水自救；声音嘶哑，语言难出为肾气将竭；气促喘息，张口抬肩为阴虚肺槁，气无所归；喉干咽痛为真水下亏，虚火上浮；不寐恍惚为血不养心，神不潜藏；时时躁烦为阳中无阴，柔不济刚；筋急酸痛，易生嗔怒为水亏木燥，肝失所养；饮食不甘，肌肉渐消为脾元失守、化机日败；虚里跳动，怔忡心慌为气不归精；盗汗有二，有火者阴不能守，无火者阳不能密；痰多清稀有沫为脾虚不制水，水泛为痰；骨痛如折为真阴败竭；腰胁热疼为肝肾虚损；膝下寒冷为命门火衰，真阳无力；小便淋沥，黄涩痛为真阴亏竭，气不化火；足心如烙为虚火燥阴，涌泉涸竭；皮腠寒栗，咳吐涎沫为卫分虚弱；咳嗽内热，咯腥涎为营分亏损；亡血失精为肝肾戕丧；血结干咳为郁结火燔；饮食衰少、咳嗽泄泻见于久治后为药误脾胃。

虚证之治以补为先，经云"虚者补之"，但不可笼统蛮补，首明虚之病位，何脏何腑？次明虚之性质，先别阴阳，凡精、血、津、营皆属阴，凡气、卫皆属阳。以此定律，皆不远矣。

虚之治疗律归结为八律。

一、补肺养阴律

〔律征〕适用于肺之气阴两虚。肺体阴而用阳，司呼吸而主皮毛，行津液而溉百脉。久病肺脏受损，肺叶焦萎，布化无权，不能化气行津，或由阴伤及气或由气伤及阴。症见咳嗽短气，皮毛不密则多汗畏风，少痰或干咳无痰，甚则痰中带血。语声低怯，咽干少津。

〔遣药〕西洋参　北沙参　大麦冬　甜杏仁　川贝母　炙兜铃　白茅根

〔疏注〕西洋参性凉而补，适应于气阴虚而有火之症，凡欲用人参而不受人参之温补者，以此最佳，唯价昂贵，太子参亦可权代，但不及西洋参、沙参、麦冬清养肺胃之阴而润燥生津。甜杏仁润肺止咳，适用于虚劳喘咳；苦杏仁苦降温散，且具毒性，此时不宜。川贝母滋润性强，能润肺燥，浙贝母苦寒降泄，外感风邪，痰热郁肺时宜之。兜铃清肃肺及肠热，止咳平喘。白茅根偏走血分，善除血分之热以清热凉血，痰中带血者宜之。

二、补益健中律

〔律征〕适用于脾胃薄弱。由于饮食劳倦内伤，或先天禀赋不足，体素虚弱而致，症见食后脘腹胀满，口淡纳减，大便稀溏，同时兼有面色萎黄，肢倦乏力，少气懒言，脉象濡软。

〔遣药〕炒党参　云茯苓　生白术　清炙甘草　怀山药　炒

扁豆 炒谷芽

〔疏注〕党参、茯苓、白术、炙甘草即四君子汤，益气补中，健脾养胃。山药甘平，既补气，又养阴，且兼涩性，用之可以补脾而止泻。扁豆补益作用不及白术、山药，但不燥不腻，为补脾除湿之良药。脾胃虚弱，运化无权，稍食则易胀满，略加谷芽等以助消导，但味不宜多，量不宜大，否则喧宾夺主，本末倒置。

三、补卫固表律

〔律征〕适用于体虚卫阳不固。症见自汗出，恶风，易患感冒。

〔遣药〕绵芪皮 人参须 炒白术 熟附片 浮小麦 糯稻根 大红枣

〔疏注〕参、芪、术补气主将，三药同用，可增强疗效。但固表带止汗之功莫如黄芪，用绵芪皮，以皮走皮。卫气出于下焦，故用大辛大热之熟附片，峻补下焦之元阳。浮小麦入心经，止汗为其所长。糯稻根固涩以敛汗。红枣甘缓和中，令药无偏弊。

四、生津滋液律

〔律征〕适用于津液不足，内伤燥证。多因素体阴虚津亏，或老年体弱津亏，或产后津血耗损，或热病后期津液耗伤，导致胃津亏涸，肠道失调。症见食难入咽，食入难化，甚或食少噎膈，大便干结，或如羊粪，不易排出。

〔遣药〕鲜生地　鲜石斛　天花粉　大白芍　大麻仁　肥知母　活芦根

〔疏注〕鲜生地甘寒滋润，治阴液不足。鲜石斛养胃生津。二药鲜用，生津清热之力更著。花粉甘酸生津，止渴润燥。白芍补血敛阴。麻仁甘平油润，有润燥滑肠之功，兼能补虚。热重者，更配知母滋阴降火，润燥滑肠。芦根清淡不腻，生津而无敛邪之弊。

五、养营补血律

〔律征〕适用于化源不足，肝血失养，或久病耗伤精血，或因失血过多所致，症见头晕心悸，视物昏花，目眩耳鸣，虚烦失眠，面色少华，唇甲淡白，女子经少浅淡或闭经。

〔遣药〕制首乌　当归身　炒白芍　阿胶珠　龙眼肉　菟丝饼　潼沙苑

〔疏注〕首乌补肝肾，益精血，不寒，不燥、不腻。当归、白芍补血养营。阿胶为滋阴补血止血要药，对于血虚，眩晕，心悸，失眠最宜。菟丝子、潼沙苑，不燥不腻，滋养肝肾，乙癸同源，欲补肝血，需益肾精。龙眼肉补心脾益气。神不守舍，可加柏子仁、酸枣仁。

我治白血病、再生障碍性贫血、血友病等血液疾病，每用此律，即景岳大菟丝子饮之意。

六、滋阴填坎律

〔律征〕适用于肾精亏涸。本证为房劳内伤，或久病及肾，或温病后期热极伤阴，见腰膝酸软、足跟痛、遗精、头晕耳鸣等肾虚症状，并见五心烦热、盗汗、咽干等阴虚症状。

〔遣药〕大熟地　山萸肉　熟女贞　甘杞子　黑芝麻　炙龟甲　厚杜仲

〔疏注〕熟地为补益肝肾之要药，不仅滋阴养血，且可生精补髓，适用于一切阴虚、血虚、精亏之症。山萸肉酸温敛纳，滋养精血。女贞子、枸杞子兼补阴阳，女贞子益阴不腻，枸杞子性平而壮肾。黑芝麻补益精血。阴虚热盛时，用龟甲滋阴清热。杜仲补益肝肾，强壮筋骨，肾虚腰背疼痛最宜。

七、固摄精关律

〔律征〕适用于精关不闭，无梦遗精，滑泄阳痿，甚或见色流精，或尿后流出精液，脉象细弱。"肾主蛰，封藏之本"，病本在肾，病机为虚劳不能摄固。与下焦湿火，脉弦、舌黄之梦遗滑精，大相径庭，不可混同。

〔遣药〕大熟地　山萸肉　五味子　金樱子　桑螵蛸　煅龙牡　建莲须

〔疏注〕滋肾填精，固涩收敛并治。熟地、山萸、五味子滋固精关，以实其本。金樱子、桑螵蛸、莲须、煅龙牡一派收敛固摄治其标。

八、温补下元律

〔律征〕适用于肾阳虚寒，命火式微。命门为全身化机之源，命门火衰，症见畏寒，四肢不温，腰冷酸痛，入冬尤甚，小便频数不禁，男子阳痿、早泄等。

〔遣药〕原附块　别直参　鹿茸片　补骨脂　大熟地　益智仁　核桃肉

〔疏注〕以附子补火猛将为君，结合人参，即参附汤。鹿茸咸温，补火壮阳。肾为水火之窟，壮阳滋阴必须兼顾，否则火旺铄阴、精气更伤。张介宾曰"善补阳者，必于阴中求阳，则阳得阴助而生化无穷"。补骨脂、熟地、益智仁、核桃皆为此而用。

〔诠释〕虚证诸律皆用补，如上述别阴阳、辨脏腑，脉络已清。再简约，则为温、凉二字。温者助阳，补气、补卫、补下元命火；凉者益阴，滋肺、滋胃、滋肝肾之营精液；另有固摄，寒热不显，但药性微温，当属补阳之属。

第十一节　食

民以食为天。饮食必经脾胃之消运方可变化为精微，因此食滞之患有外因和内因两方面。外因饮食失节，内因脾胃难消，导致胸膈痞闷，吐逆吞酸，噫有卵臭气，畏食头痛。

诊断食滞，相对较易，病因明确，多在暴饮暴食之后。然其脉象，值得钻研。一般食积，脉平寸关浮大，按之反涩；滑数有力或滑劲而沉为宿食；脉紧而沉为寒食挟滞；脉沉紧而细为冷食伤脾；脉来模糊不清为宿食黏滞，胃气不行；脉来涩滞为脾虚不能鼓舞精微，胃虚不能腐熟水谷。

食之治疗格律当明久暂深浅，在胃在肠，偏实偏虚，可归纳为下列三种。

一、消化食积律

〔律征〕适用于一切食滞停留、脘痞而恶食。仲景曰："水能载舟，亦能覆舟"。饮食本是人体营养的主要来源，但由于饮食不节引起积滞就成疾病。其病位在胃，治用消导，着眼于两方面，一是消导食积，一是健胃理气。二者可有侧重。

〔遣药〕焦山楂　焦神曲　炒麦芽　莱菔子　鸡内金　炒枳壳　广陈皮

〔疏注〕前数味消导食积，鸡内金消食健胃，枳壳、陈皮健胃理气。

若因寒恶心加生姜，因热恶心加竹茹；若腹胀满者加厚朴；若小儿食积可加五谷虫；若气胀两胁用青皮。

二、攻下食积律

〔律征〕适用于食滞肠胃，腹痛便闭。食积日久，出现恶心腹痛、胀满便秘等症，此时病不在胃而在肠，单纯消导已不能，治当消导攻下，佐以降气除满。

〔遣药〕锦大黄　番泻叶　江枳壳　玄明粉　炒神曲　炒麦芽　焦山楂

〔疏注〕大黄、番泻叶攻下消导；莱菔子消食降气；焦三仙消导。

若腹胀满甚加槟榔、大腹皮；若气满不欲食加木香、陈皮。

三、助脾消食律

〔律征〕适用于脾胃虚弱，食入难化。前二律均为实证，一在胃一在肠，所以治则为去实。本律脾虚是本，症见纳呆不饥、少食即滞、食入难化，其病位在脾，先当补脾，但食滞已成，佐以消导而不破气者。

〔遣药〕炒白术　炒枳壳　缩砂仁　半夏曲　大腹皮　新会皮　鸡内金

〔疏注〕以上诸药健脾消食，若胀满甚者加槟榔，恶心加半夏，寒重者可加吴茱萸，热重者加竹茹。

〔诠释〕食积本为有余，治疗对策曰消、曰下，凡脾弱则消补兼施。此外尚有一律，即"涌吐消积"未能列入，食邪在上脘，为时尚浅，愠愠欲呕，烦躁不宁，寒热违和，可以一吐而宣之。但此法掌握较难，如使用不当徒伤胃气而邪必不除，故未作常规，如应用得当，为驱食邪之捷径，不可不知。

第十二节　疫

《素问·刺法论》言"五疫之至，皆相染易，无问大小，病伏相似"，指有强烈传染性的疾病。有寒疫、温疫、疫疹、疫毒、疫痢等名。究其病因，皆由疫疠之气所传染，肠胃湿浊郁蒸而发。疫之潜，背微恶寒，头额晕胀，胸满痞满，手尖酸麻，疫外发，高热神昏，惊厥发斑，咽肿溃烂，走马牙疳，疫内陷，烦躁不安，泄痢无度，失血厥逆。

治疫之律，归为寒、瘟两种。

一、辟秽化浊律

〔律征〕适用于感受寒疫或山岚毒气。此证多由口鼻吸受，直犯中焦，症见胸膈满闷、头晕昏闷、烦躁，舌苔白腻。

〔遣药〕川羌活　香白芷　广藿香　煨草果　川厚朴　青皮　陈皮　花槟榔

〔疏注〕诸药性温芳香，从中透泄，表里分消，着重脾胃。温令寒湿浊邪外达。羌活辛温，祛风寒湿邪，从表而出。白芷、藿香、草果、厚朴芳香化湿醒脾，从里分消。青皮、陈皮理气，健运脾胃。槟榔理气行水，通透三焦。

二、清瘟荡涤律

〔律征〕适用于一切瘟疫。症见表里俱热，口臭，咽痛，甚则发狂，发疹，舌苔白腻或黄垢。

〔遣药〕板蓝根　生石膏　鲜竹叶　淡黄芩　川黄连　乌犀角　小生地

〔疏注〕板蓝根清瘟解毒，清利咽喉。石膏直入肺胃，退其淫热。竹叶清热利尿。黄芩、黄连泄心肺火于上焦。若发狂、发疹，用犀角咸寒，入营入血，善清心肝胃三经之火热，清灵透发，寒而不遏，内透包络之邪热，营分之热毒。生地黄专于凉血清热而不恋邪。

〔诠释〕疫名繁纷，治约两类，寒疫者，湿温之重症，治以芳化、辟浊；瘟疫者，温热之重症，治以清透、开窍、化斑、凉血。

第十三节 虫

虫证之因，皆由饥饱失宜，脾运困顿，湿热蕴滞。见症为：心下嘈杂，脘腹疼痛，泛吐涎沫，面色萎黄，肌肉羸瘦，肚腹膨隆，毛发稀疏，眶下色黑，或嗜米、纸、泥、炭，或沉默似寐非寐，或肛门瘙痒难忍，或解下大小虫体。

治虫二律如下。

一、消积杀虫律

〔律征〕适用于虫积中阻。症见腹痛膨胀，形瘦，梦中咬牙，唇内有红白点，面色萎黄，饮食减少；或嗜食异物，或肛门瘙痒，大便内有虫排出。

〔遣药〕江枳实　炒白术　山楂肉　五谷虫　使君子　白雷丸　陈鹤虱

〔疏注〕虫由积生，用药之途，一是消积，一是杀虫，枳实下气化滞，消痞除满；白术健脾祛湿，以助运化；山楂消一切饮食积滞，尤善消肉食油腻之积。使君子、雷丸、鹤虱驱虫消疳。五谷虫，虫蚁灵动，消导诸积。

二、辛酸苦降律

〔律征〕适用于一切虫积蛔厥。症见烦闷呕吐，脘腹作痛，气上冲心，时发时止，常自吐蛔，手足厥逆。

〔遣药〕乌梅肉 炒川椒 北细辛 淡干姜 肉桂心 炒川连 六神曲

〔疏注〕虫性得甘则动，得酸则伏，得辛则止，得苦则安。乌梅味酸，安蛔止痛。川椒、细辛、干姜、肉桂味辛性温，驱蛔温脏。川连味苦性寒，苦能下蛔，寒清胃热。神曲消食健脾以辅之。遣药寒热错杂，临证效如桴鼓。

〔**诠释**〕消积杀虫治在胃肠，主为杀虫药品，辅以健脾之剂，系中医之直接驱虫法。辛酸苦降治在厥阴，以辛伏虫，以酸缩虫，以苦下虫，系调动机体功能之间接驱虫法。知其玄机，凡治虫证，得心应手。

药性提要

前　言

　　药物之于医学，占在重要地位，然回顾我两千年来之本草，其适合于实用者有几。大抵前人之思想，太拘泥而守旧，凡往往过神其说，于是繁而失实，非特初学者无以遵循不足，适以陷于荆棘丛中，不能自拔。本书力求简净，惟主治是录，附以性味用量，使一览了然，绝无疑义。

　　研究药物，有一捷径。第一，须知五味，辛者入肺，能散能横行；苦者入心，能吐能泄；甘者入脾，能补能缓中；酸者入肝能收敛；咸者入肾，能润下能软坚。第二，须知药物的体质，轻者能浮能升，可以上入心肺；重者能沉能降，可以下行肝肾；中空者发表；内实者攻里；为枝者达四肢；为皮者达皮肤；为心为干者，内行脏腑；枯燥者入气分；润泽者入血分。其要义也。

　　药性不外气味，寒热温凉气也，酸苦甘辛咸淡味也。气为阳而主升，味为阴而主降，气厚者为纯阳，薄为阳中之阴。味厚者为纯阴，薄为阴中之阳。气薄则发泄，厚则发热。味厚则泄，薄则通。故辛甘发散为阳，酸苦涌泄为阴。咸味降泄为阴，淡味渗泄为阳。酸咸无升，辛甘无降。寒无浮，热无降。用气者取其动而能行，用味者取其静而能守。药物虽庞，能扼定阴阳，岂难透彻哉。

天地间不正之气，风寒暑湿燥火六气而已，大法风淫于内，治以辛凉；热淫于内，治以咸寒；湿淫于内，治以苦热；火淫于内，治以咸冷；燥淫于内，治以苦温；寒淫于内，治以甘热。至若肝苦急，甘以缓之；肝欲散，辛以散之。心苦缓，酸以收之；心欲软，咸以软之。脾苦湿，苦以燥之；脾欲缓，甘以缓之。肺苦气上逆，苦以泄之；肺欲收，酸以收之。肾苦燥，辛以润之；肾欲坚，苦以坚之。此补泄之大要，寒热之施用也。

然知其宜，尤当知其忌。盖药物得天地之偏，而非纯粹以精者也。故气病无多食辛，血病无多食咸，骨病无多食苦，肉病无多食甘，筋病无多食酸。而欲表散者，须远酸寒。欲降下者，勿兼辛甘。阳旺者当知忌热，阴衰者沉寒勿犯。上实者忌升，下实者忌秘。上虚者忌降，下虚者忌泄。甘勿施于中满，苦勿投于假热。慎之，戒之。

凡用药，更须求制炒之法。如酒炒则升提，姜炒则温散，用盐可入肾而软坚，用醋则注肝而收敛。童便除劣性而降下，米泔去燥性而和中，乳能润枯生血，蜜能甘缓益元，土炒则借土气以补中州，曲制者抑酷性而勿伤上膈，黑豆甘草汤浸，并能解毒和中，羊酥猪脂涂烧，使其易以渗骨。去穰者免胀，去心者免烦。此制炒之妙，各有所宜也。至于有宜陈久者，则取其烈性渐减，火性渐脱。有宜新鲜者，则取其气味之全，功效之速。学者亦在所必考。

编纂竟，聊书一二于卷端，《内经》云，知其要者，一言而终；不知其要，流散无穷。窃有取焉。

中华民国十九年二月秦伯未书于海上谦斋

目　录

第一种　补益药提要

（一）补气助阳药

药物	气味	主治	用量
人参	甘苦温	补气生津	3~10g
黄芪	甘微温	补气固表，生用托毒	6~15g
白术	甘温	补脾和中用炙白术，生用解毒	1.5~6g
茯神	甘平	补心安神	9~20g
扁豆	甘微温	补脾化湿	5~15g
胡桃	甘温	补右肾，润血脉	10~15g
附子	辛温，有毒	补命火，逐寒湿	5~10g
肉桂	辛温	补命火，温血脉	3~5g
肉苁蓉	甘微温	补肾，兴阳，滑肠	10~15g
锁阳	甘温	补肾，兴阳，滑肠	10~15g
羊肉	甘温	补虚劳，温气血	适量
鹿茸	甘温	补督脉，益精气	2~6g
海狗肾	甘咸温	补肾助阳	5~10g
补骨脂	辛苦温	补命火，纳肾气	5~10g
骨碎补	温苦	补肾，续骨，和血	5~10g
蛤蚧	咸平	补肺，纳肾，定喘	10~20g
紫河车	甘咸温	补肾，益气血	3~10g

（二）补血养阴药

药物	气味	主治	用量
西洋参	甘苦凉	补肺，生津，清火	3~10g
北沙参	甘苦微寒	清养肺阴，下虚火	5~15g
石斛	甘平	清养胃阴，治虚热	6~15g
玉竹	甘平	平补三阴，祛风	6~15g
天冬	甘苦平	滋肾水，润肺燥	5~10g
麦冬	甘平	补肺养胃，通脉生津	5~10g
黄精	甘平	补脾，润肺，生津	10~15g
山药	甘平	补脾生津	10~15g
山茱萸	酸平	补肝涩精	5~10g
地黄	甘寒	补血养阴	10~15g
当归	甘苦温	补血活血	5~15g
白芍	苦平酸	养阴，和荣，敛肝	5~15g
酸枣仁	甘平	补肝胆，宁心神	10~12g
柏子仁	甘平	补心脾，润血脉	10~15g
何首乌	苦涩温	补肝肾，敛精气	10~15g
黑芝麻	甘平	养肝阴，润血脉	5~10g
菟丝子	甘辛平	补肝肾，生精髓	5~10g
覆盆子	甘酸平	补肝肾，缩小便	5~15g
白蒺藜	辛苦温	补肾，平肝，息风	10~15g
枸杞子	甘平	补肾润，肺纳气	5~10g
桑椹子	甘微寒	补肾明目	5~15g
女贞子	甘苦平	补肝肾，强腰膝	5~12g

续表

药物	气味	主治	用量
芡实	甘平	补脾固精	9~15g
莲子	甘平	补脾，养神，固精	10~15g
龙眼	甘微温	补心脾，增血液	10~15g
燕窝	甘平	养阴润肺	5~10g
阿胶	甘平	养血，润肺	5~15g
龟甲	甘平	养阴，潜阳	15~30g
冬虫夏草	甘平	养肺，益肾，治痨	5~10g
海参	甘咸平	滋肾益精	适量
淡菜	甘咸平	滋阴潜阳	适量

第二种 收敛药提要

（一）收敛血管药

药物	气味	主治	用量
白及	辛苦涩平	敛肺，生肌，止血	3~6g
地榆	苦酸寒	止血，凉血，固下	3~6g
樗白皮	苦寒	清热，燥湿，固下	3~6g
柿干	甘涩平	止血，收脱	3~6g
藕节	甘涩平	导血，止血，凉血	5~10g
白矾	酸涩咸寒	收湿，降浊，解毒	适量
孩儿茶	苦涩平	收湿，止血，生肌	3~6g
石榴皮	酸涩温	涩肠止血	3~6g
乌梅	酸涩	和肝，敛肺，涩肠，生津	3~6g
木瓜	酸涩温	敛肝，舒筋，化湿	5~10g
赤石脂	甘平	收湿，固下，止血	5~10g
禹余粮	甘寒	清热，固下，止血	10~30g
花蕊石	酸涩平	祛瘀，使血化水	5~10g

（二）收敛精气药

药物	气味	主治	用量
五味子	酸温	益肺肾，敛虚汗	3~5g

续表

药物	气味	主治	用量
五倍子	酸咸寒	敛气，涩肠，降火	5~10g
没食子	苦涩温	涩精，固气，收汗	5~10g
金樱子	酸涩平	涩精，敛气，固肠	5~10g
诃子	苦酸温	敛肺，涩肠	3~6g
罂粟壳	酸敛咸寒	涩肠，敛肺，固精	3~5g
莲蕊须	甘涩温	益心肾，涩精气	3~5g
白果肉	甘涩温	敛肺气，止带浊	10~15g
龙齿	甘涩平	敛心神，潜浮阳	10~15g
牡蛎	咸涩平	化顽痰，潜肝阳	8~30g

第三种　发散药提要

（一）发散风寒药

药物	气味	主治	用量
麻黄	辛温	开腠理，发寒邪	3~5g
桂枝	辛温	和荣卫，散风寒	5~10g
荆芥	辛温	发表，祛风，理血	5~10g
紫苏	辛温	发表，散寒，理气	5~10g
升麻	甘苦平	升阳，散风，解毒	3~5g
葛根	辛甘平	解肌，升阳，散邪	3~6g
柴胡	苦平	和解，升阳，散邪	5~8g
细辛	辛温	开窍，搜风，散寒	0.5~1g
生姜	辛温	散寒，发表，止呕	5~8g
葱白	辛甘温	散寒，解肌，通阳	5~10g

（二）发散风热药

药物	气味	主治	用量
薄荷	辛凉	发表汗，散风热	3~5g
菊花	苦平	清头目，疏风热	5~10g
牛蒡	辛平	宣肺散结，清热疏风	5~10g
苍耳子	甘苦微温	通头顶，散风热	5~10g

续表

药物	气味	主治	用量
蔓荆子	辛苦微寒	上头巅，散风热	5~10g
辛夷	辛温	通七窍，散风热	5~10g
谷精珠	辛温	散风热，明眼目	10~15g
西河柳	苦平	行气血，发痘疹	5~8g
芫荽	辛温	消水谷，发瘰疹	5~8g
樱桃核	甘热	达肌表，发瘰痘	5~10g
桑叶	甘寒	清肝肺，祛风热	5~8g
杉木	辛微温	散风毒，消肿疡	5~10g
豆豉	辛苦微寒	解肌表，除烦热	10~12g
蝉衣	甘寒	宣肺气，散风热	5~8g

（三）发散风湿药

药物	气味	主治	用量
防风	辛温	发表，散风，胜湿	3~6g
白芷	辛温	解肌，散风，除湿	5~8g
威灵仙	辛咸温	通经络，疗痛风	5~8g
五加皮	辛苦温	壮筋骨，祛风湿	5~10g
藁本	辛温	通脑，散风寒湿	5~10g
羌、独活	辛甘温	搜风，发表胜湿	5~10g
天麻	辛温	疏疾气，除眩晕	5~10g
海风藤	辛温	通经络，祛风湿	5~10g
海桐皮	辛温	行经络，祛风湿	5~10g
钻地风	辛温	搜风胜湿	5~10g

续表

药物	气味	主治	用量
寻骨风	辛温	搜风胜湿	5~10g
虎骨	辛温	追风健骨	10~15g
全蝎	辛甘，有毒	搜风治惊	适量
蜈蚣	辛温，有毒	通络散风	适量

（四）发散寒湿药

药物	气味	主治	用量
香薷	辛温	发汗燥湿	5~8g
苍术	辛甘温	发汗燥湿	5~8g
秦艽	辛苦温	活血，散风寒湿	5~10g
木贼	甘苦温	发汗，利湿，退翳	5~8g
浮萍	辛平	发汗，利湿	3~5g
艾叶	辛苦温	温气血，逐寒湿	5~10g
蛇床子	辛苦温	温子脏，逐寒湿	3~5g
胡芦巴	辛温	壮元阳，除寒湿	3~5g
川椒	辛温	助命火，散寒湿	3~5g
茴香	辛热	暖丹田，祛寒湿	3~5g
蚕沙	辛甘温	祛寒，燥湿，胜风	10~15g
蟾酥	辛温，有毒	助阳气，散寒湿	适量

第四种 利尿药提要

（一）通利淋浊药

药物	气味	主治	用量
木通	苦寒	利尿，引火下行	5~10g
石韦	甘苦微寒	利尿窍，清湿热	5~10g
瞿麦	苦寒	通利，清热，破血	5~10g
萹蓄	苦平	通淋，清热，杀虫	5~10g
萆薢	甘苦平	祛风湿，通淋浊	5~15g
地肤子	甘苦寒	通淋浊，洗恶疮	5~15g
冬葵子	甘寒	滑尿窍，利湿热	5~15g
苎麻根	甘寒	祛瘀精，通血淋	5~15g
海金沙	甘寒	通血淋，渗湿热	5~15g
滑石	甘寒	滑尿窍，利湿热	10~15g

（二）淡渗水湿药

药物	气味	主治	用量
通草	甘寒	通窍利尿	3~5g
灯心草	甘寒	清心利尿	3~5g
车前子	甘寒	益肾利尿	3~8g
通天梗	甘微寒	通窍利尿	5~8g

续表

药物	气味	主治	用量
薏苡仁	甘微寒	除湿舒筋	10~15g
杜赤豆	甘酸微寒	利湿排脓	15~20g
茯苓	甘平	扶脾化湿	10~15g
猪苓	甘平	利湿	6~10g
泽泻	甘寒	泻肾利水	6~10g
冬瓜	甘寒	清热利湿	10~15g
清水豆卷	甘平	清化湿热，舒筋	10~15g

第五种　涌吐药提要

（一）涌吐痰涎药

药物	气味	主治	用量
甜瓜蒂	苦寒	宣上膈吐	3~5g
乌附尖	辛温，有毒	通经络，吐寒痰	3~5g
常山	辛苦寒	行水气，治疟疾	5~10g
藜芦	辛苦寒，有毒	通巅顶，吐风痰	适量

（二）涌吐毒物药

药物	气味	主治	用量
老鸦蒜	辛温	辟恶气，吐毒物	适量
生桐油	甘寒，大毒	祛风痰，吐砒毒	适量
芥末	辛热	吐鸦片毒	适量
胆矾	辛涩寒	吐麻醉毒	适量

第六种 泻下药提要

（一）泻下热积药

药物	气味	主治	用量
大黄	苦寒	泻热积，下首瘀血	5~10g
番泻叶	苦寒	泻热积，下水气	5~10g
瓜蒌仁	甘苦寒	降痰气，利肺肠	10~20g
郁李仁	甘酸平	生胆汁，通大便	5~10g
麻仁	甘平	润肠胃，通大便	5~10g
肥皂荚	辛平	去垢秽，泻热毒	5~10g
青礞石	甘咸寒	平肝气，泻热痰	10~12g
芒硝	辛苦咸寒	泻热，润燥，软坚	3~9g
玄明粉	辛甘寒	泻热，软坚，通便	3~9g
五谷虫	辛甘寒	清热毒，消疳积	5~10g

（二）泻下寒积药

药物	气味	主治	用量
巴豆	辛热，大毒	攻痰积，泻寒毒	3~5g
硫黄	酸热，有毒	助阳，利肠，杀虫	适量

（三）泻下水饮药

药物	气味	主治	用量
葶苈	辛苦寒	泻肺，下气，行水	3~5g
甘遂	苦寒，有毒	大泻经隧水饮	1~3g
芫花	苦寒，有毒	大泻五脏水饮	1~3g
大戟	苦寒，有毒	大泻六腑水饮	1~3g
商陆	苦寒，有毒	大泻脏腑水饮	1~3g
牵牛	辛苦寒	泻湿热，利二便	2~4g
泽漆	辛苦微寒	去瘀泻痰，利二便	4~9g
防己	辛苦寒	通经络，泻湿热	5~10g
白颈蚯蚓	咸寒	泻热利水	适量
鸡矢白	甘咸微寒	下水消胀	适量

第七种 理气药提要

（一）宣肺润气药

药物	气味	主治	用量
桔梗	辛微温	宣肺理气	5~10g
马兜铃	苦辛寒	开肺降气，化痰热	5~10g
胖大海	甘平	润肺，化痰，清热	5~10g
前胡	苦寒	去风化痰	4~10g
白前	辛苦微寒	泻肺降气	4~10g
苏子	辛微温	下气化痰	9~12g
紫菀	苦温	润肺，下气，化痰	4~10g
款冬	辛温	温肺下气	4~10g
旋覆花	咸温	顺气化痰	4~8g
杏仁	甘苦温	润肺下气，苦者能散	10~12g
柿蒂	甘苦平	下气，止热呃	3~6g
枇杷叶	苦平	润肺下气	3~10g

（二）通气行滞药

药物	气味	主治	用量
香附	辛甘平	调气解郁	5~10g
乌药	辛温	温通行气	3~6g
藿香	辛甘微温	和胃，祛浊，止呕	1.5~3g

续表

药物	气味	主治	用量
佩兰	辛苦微温	和胃化湿	1.5~3g
沉香	辛微温	理气降痰	1.5~3g
降香	辛温	降气宽中	1.5~3g
檀香	辛温	理气和胃	5~9g
枷楠香	辛温	平肝辟积	5~9g
大腹皮	辛温	下气行水	6~10g
青皮	苦辛温	行气消积	3~8g
香橼	辛甘酸温	行气，消食，止呕	5~9g
佛手	辛甘微温	行气化浊	5~9g
山楂	酸甘微温	行瘀滞，消肉积	5~10g
麦芽	甘咸温	开胃消食	10~15g
神曲	辛甘温	行气，化湿，消食	10~15g
谷芽	甘温	健脾化食	10~15g

（三）行气通窍药

药物	气味	主治	用量
菖蒲	辛温	开心窍，祛痰湿	10~15g
皂角	辛咸温	通窍，祛风痰	3~5g
安息香	辛苦平	开窍，安神，辟秽	3~5g
冰片	辛温	通诸窍，散郁火	3~5g
樟脑	辛热	通关，利滞，杀虫	3~5g
大蒜	辛温	通窍，辟秽，祛寒	适量
苏合香	辛甘温	通窍，解郁，辟秽	4~6g
麝香	辛温	通窍辟浊	1~3g

第八种　理血药提要

（一）活血通络药

药物	气味	主治	用量
丹参	苦平	祛瘀生新	5~10g
赤芍	苦平	和荣活血	5~10g
郁金	辛甘苦寒	行气祛瘀	5~10g
泽兰	辛甘苦温	行血利水	5~10g
参三七	甘苦微温	行瘀定痛	5~10g
落得打	甘平	行瘀疗伤	5~10g
伸筋草	辛苦微温	伸筋疗伤	5~10g
马鞭草	苦微寒	行水，活血，泻热	5~10g
天仙藤	苦辛温	行气，活血，止痛	5~10g
鸡血藤	苦温	活血舒筋	5~10g
狗脊	苦平	通脉络，利关节	5~10g
牛膝	苦酸平	强腿足，泻恶血	5~10g
杜仲	辛平	益腰肾，舒筋络	5~10g
续断	苦微温	通血脉，续筋骨	5~10g
丝瓜络	甘寒	通络凉血	5~10g
路路通	辛甘平	通气机，除水湿	5~10g
桑枝	甘微辛寒	利关节，祛风湿	10~30g
苏木	甘咸辛寒	行血祛瘀	5~10g

续表

药物	气味	主治	用量
蒲黄	甘平	活血祛瘀	3~5g
新绛	咸平	活血通络	3~5g
血竭	甘咸平	和血，散瘀，敛疮	3~5g
乳香	辛苦温	调气，活血，伸筋	3~5g
没药	辛苦平	活血，散瘀，定痛	3~5g
五灵脂	甘温	行血止痛	5~10g
两头尖	甘微寒	痛经化浊	5~10g
穿山甲	咸寒	通经络，达病所	5~10g

（二）破血祛瘀药

药物	气味	主治	用量
三棱	苦平	泄气破血	5~8g
莪术	辛苦温	破血攻瘀	5~8g
益母草	辛甘微温	行水祛瘀	5~10g
千金子	辛温	下水破血	5~10g
红花	辛温	行血祛瘀	3~5g
紫草	甘咸寒	清血热，泻毒	3~5g
茜草	苦酸温	祛瘀生新	5~8g
王不留行	甘苦平	行水逐瘀	5~8g
刘寄奴	苦温	破血痛经	5~8g

药物	气味	主治	用量
桃仁	甘平	和荣祛瘀	5~8g
琥珀	甘平	利水安神祛瘀	1~5g
䗪虫	苦微寒，有毒	破坚癥，通血脉	1~3g
水蛭	咸平，有毒	破瘀癥，通月经	1~3g
虻虫	咸寒，有毒	破癥瘕，下血闭	1~3g
蛴螬	咸微温，有毒	破瘀血，祛翳障	1~3g

第九种 温热药提要

（一）温运中气药

药物	气味	主治	用量
干姜	辛温	温中祛寒	5g
良姜	辛热	暖胃，散寒，止痛	5g
豆蔻	辛温	暖胃行气	5g
砂仁	辛温	行气醒脾	5g
草果	辛热	温脾胃，祛寒瘀	5g
荜茇	辛热	温中下气	5g
丁香	辛温	暖胃降逆	5g
木香	辛苦温	行气导滞	5g
益智仁	辛热	温脾肾，缩小便	5~10g
胡椒	辛热	暖胃下气消痰	3~5g
薤白	辛苦温	通阳蠲浊	5g
厚朴	辛苦温	散气，燥湿，化食	5~10g

（二）温和血分药

药物	气味	主治	用量
川芎	辛温	行血气，升清阳	3~5g

药物	气味	主治	用量
炮姜	辛苦热	温经止血	3g
姜黄	辛苦温	行气破血	5g
延胡索	辛温	利气活血	5~10g
紫檀	辛温	和荣理气	5g
桂心	辛甘温	温经，托脓	3g
吴茱萸	辛温，小毒	温肝降逆	5g
乌贼骨	咸温	温经止带	5~10g
伏龙肝	辛甘温	温荣，燥湿，止泻	15~30g
紫石英	甘温	温营，镇心，补肝	5~10g

第十种 寒凉药提要

（一）清热降火药

药物	气味	主治	用量
知母	苦寒	清肺，滋肾，泻火	6~10g
天花粉	甘寒	清肺，润燥，生津	10~15g
芦根	甘寒	降胃火，止哕呕	15~20g
青黛	咸寒	泻肝火，治疳郁	2~3g
夏枯花	苦微寒	清肝火，散郁结	5~10g
钩藤	甘微苦寒	清心肝，祛风热	10~12g
山栀	苦寒	清肝解郁	5~10g
桑白皮	甘寒	泻肺热，利水	3~6g
青葙子	苦微寒	清肝火，明目	5~10g
决明子	甘苦咸平	清肝，益肾，明目	5~10g
石膏	辛微寒	清胃火，解肌表	10~20g
代赭石	苦寒	镇气逆，平肝火	5~10g
石决明	咸平	清肝肺，潜风阳	10~15g

（二）清热燥湿药

药物	气味	主治	用量
黄连	苦微寒	清湿热，止崩带	3g
胡黄连	苦寒	清湿热，疗惊痫	3~5g

续表

药物	气味	主治	用量
黄芩	苦寒	清肝，泻火，燥湿	5~10g
黄柏	苦寒	泻相火，清湿热	3~5g
苦参	苦寒	坚阴，泻火，燥脾	3~5g
连翘	苦微寒	清气分，散结热	5~10g
茵陈	苦寒	清湿热，治黄疸	8~12g
槐实	苦寒	清湿热，凉大肠	5~10g
秦皮	苦涩寒	清肝，化湿，止血	3~8g
白头翁	苦寒	清血热，疗肠风	3~8g
白鲜皮	苦寒	清热，燥湿，祛风	5~10g
龙胆草	大苦大寒	泻肝火，清湿热	3~5g
金铃子	苦寒	泄肝火，清湿热	3~10g

（三）清热解毒药

药物	气味	主治	用量
金银花	甘寒	清热，和荣，解毒	10~20g
地丁草	辛苦寒	泻热毒，治疔疮	10g
蒲公英	甘寒	消乳痈，化热毒	10~12g
山豆根	苦寒	清热，解毒，消肿	5g
板蓝根	甘苦寒	凉血，解瘟毒	10g
马勃	辛平	清肺，开音，止血	5g
大青叶	苦咸大寒	泻心胃热毒	3g
蔷薇根	苦涩寒	清胃，化湿，解毒	3~5g
芭蕉根	甘大寒	清胃火，解热毒	3~5g

续表

药物	气味	主治	用量
漏芦	甘寒，有毒	泻热毒，消痈疽	5~15g
绿豆	甘寒	清积热，解百毒	5~15g
枳椇子	甘平	清湿热，解酒毒	3~10g
甘平黄	甘寒	泻胃火，解疫毒	3g
人中黄	甘咸	降火，清疳热	3g
金汁	甘咸寒	泻胃火，解疫毒	3g

（四）清热凉血药

药物	气味	主治	用量
丹皮	辛寒	凉血散瘀	3~5g
白薇	苦咸寒	清血热	5~10g
小蓟	甘凉	凉血，祛瘀，利水	5~10g
青蒿	辛苦寒	清虚热，升清气	3~10g
地骨皮	甘寒	凉肝肾，清骨蒸	5~10g
玄参	苦咸微寒	滋荣阴，清肾火	5~10g
山茶花	甘微寒	凉血止衄	3~8g
芙蓉花	辛平	清肺，凉血，解毒	3~8g
墨旱莲	甘咸平	补肾止血	5~10g
柏叶	苦涩微寒	养阴凉血	3~8g
藕汁	甘涩微寒	凉血祛瘀	5g
犀牛角	苦酸咸寒	凉心肾，解热毒	1~2g
羚羊角	苦咸寒	凉肝，息风，解毒	1~3g

第十一种 化痰药提要

（一）温化寒痰药

药物	气味	主治	用量
半夏	辛温，有毒	化痰，燥湿，降逆	5~9g
草乌	辛苦大热	开顽痰，祛风湿	3~8g
南星	辛温，有毒	化痰，燥湿，祛风	3~5g
远志	辛苦温	通窍，化痰，安神	5~10g
陈皮	辛温	理气，化痰，行滞	3~6g
白附子	辛甘大热	祛风痰，逐寒湿	3~5g
白芥子	辛温	利气，通络，豁痰	5~8g
鹅管石	甘温	助阳，温肺，化痰	10~15g

（二）清化痰热药

药物	气味	主治	用量
贝母	辛平	润肺，化痰，解郁	5~10g
蒌皮	甘寒	润肺豁痰	5~10g
枳实	苦寒	破气，化痰，消积	3~8g
竹沥	甘寒	清火降痰	3~6g
橄榄	苦涩平	生津化痰	5~8g
莱菔子	辛甘微寒	行气，化痰，清热	5g

续表

药物	气味	主治	用量
牛黄	苦寒	清神，逐痰，定惊	适量
马宝	甘咸平	化痰热，治癫狂	适量
狗宝	甘咸平	祛痰，治噎膈	适量
猴枣	苦寒	清热，逐痰，降气	适量
海蛤壳	苦咸平	清肺，化痰，利湿	适量
海浮石	咸寒	清肺，下气，化痰	适量

（三）消化痰积药

药物	气味	主治	用量
射干	苦寒	润肺，化痰，解郁	3~5g
山慈菇	甘微辛寒	清热毒，化痰瘀	3~5g
海带	咸寒	清热，化痰，软坚	10g
海藻	咸寒	清热，化痰，软坚	5~8g
海苔	咸寒	化痰结，解热毒	5~10g
昆布	咸寒	化痰结，滑大肠	5~10g
荸荠	甘微寒	清热，化痰，消积	15~20g
海蜇	咸平	退热，化痰，软坚	5~10g
僵蚕	咸辛平	祛风，化痰，消肿	5~8g
瓦楞子	甘咸平	化痰积，消血块	10~15g
硼砂	甘咸微寒	去痰热，消瘰核	适量
硇砂	咸苦辛热	破痰瘀，消肉积	适量

第十二种　驱虫药提要

（一）消积杀虫药

药物	气味	主治	用量
百部	甘苦微温	温肺，杀痨虫	5g
榧子	甘温	补脾，杀虫，润肠	5~8g
使君子	甘温	补脾，杀虫，润肠	5~8g
大枫子	辛热，有毒	温肌肤，驱癞虫	3g
獭肝	甘咸温	补肝肾，杀传尸	3g
露蜂房	甘平，有毒	祛风，解毒，杀虫	3g
天灵盖	咸平	扶正气，杀传尸	1~2g
芦荟	大苦大寒	消疳热，泻虫积	3g
苡仁根	甘微寒	泄湿热，杀蛔虫	5g
槟榔	辛苦温	泄气，攻坚，杀虫	6~8g
鹤虱	辛苦温	杀蛔虫，泻疳积	5g
雷丸	苦寒	清湿热，消虫积	3g
苦楝根	微苦寒	泻湿热，杀蛔虫	5g
石榴皮	苦涩寒	清肠止痢	3g
阿魏	辛温	泻肉积，杀细虫	适量

（二）燥湿杀虫药

药物	气味	主治	用量
芜荑	辛苦温	散风湿，祛虫积	3~5g
干漆	辛苦温	破血，燥湿，杀虫	适量
赤小豆	苦平，小毒	宣涌吐，杀三虫	10~15g
轻粉	辛寒	燥湿，祛痰，杀虫	适量
雄黄	辛寒	燥湿，解毒，杀虫	适量
石灰	辛温	坚肌肉，杀疮虫	适量